# 歯科医院革命

## 大廃業時代の勝ち残り戦略

河野恭佑
KYOSUKE KONO

幻冬舎MC

# 歯科医院革命

〜大廃業時代の勝ち残り戦略〜

# はじめに

歯科業界で生き残るのは簡単ではありません。

厚生労働省が実施している医療施設動態調査によると、２０１９年の歯科診療所数は全国で6万８５００施設。日本フランチャイズチェーン協会が発表した２０１９年の全国のコンビニエンスストアの数が5万５６２０店ですから、歯科診療所はコンビニエンスストアより1万施設以上も多い計算です。

しかも、子どもたちの虫歯の本数は、ピーク期だった１９８０年代から減少傾向が続いています。文部科学省の調査によると、乳歯から永久歯に入れ替わるタイミングとなる12歳における永久歯の平均的な虫歯の数は、調査を開始した１９８４年に４・75本だったものが２０１９年には０・70本にまで減っています。

また、少子化により、患者数そのものが大幅に減少しています。ただでさえ歯科医院の数が多いうえに市場がどんどん小さくなっているわけですから、漫然と保険診療だけを行っていては立ち行かなくなるのも当然の結果といえるでしょう。

歯科業界にはかつて、歯科医院を開業すれば自然と患者が集まり、成功が約束されていた時代がありました。しかし、歯科医師の数が年々増え続けていったことで、今では過当競争が激化しています。減り続ける患者の奪い合いを繰り返し、競争に生き残ることができなかった歯科医院は、当然経営不振となり、倒産・廃業の危機に迫られることになります。厚生労働省の調査を見ても、年間約２０００施設の歯科医院が開業する一方で、約１６００施設が廃業しています。いまや飽和状態となり、歯科医院がすでに淘汰されていく過酷な時代に突入したのです。

そんな歯科業界に、もう明るい未来はないのでしょうか？

私は、２０１１年に勤務医から一念発起し、古くて患者さんも少ない医院を引き継ぎ開業しました。そこから5年間で、25医院を展開する医療法人社団に成長させることができました。

この混迷する歯科業界で、なぜ、そんなことができたのか。そのポイントとなるのは、「医療はサービス業である」ことを徹底し、「チーム全員がそれぞれ患者さん一人ひとりとより良い関係を築くこと」「もっと早くここに来ればよかった、と思ってもらえる医院にすること」といった、医院内で共通する理念をもち、その旗印のもとにスタッフを集めたことでした。

そのうえで、マーケティング、人材育成、組織づくり、営業手法の4つの面で戦略を練り直し、実行に移していったのです。

本書では、これまでに私が実践してきた、過当競争を勝ち抜き、「大廃業時代」といわれる歯科業界で生き残るためのノウハウを余すところなく紹介していきます。

本書を手に取ってくださった読者の皆さまにとって、その内容が少しでも参考になり、より良い結果につなげることができるとすれば、これに勝る喜びはありません。

目次★歯科医院革命　～大廃業時代の勝ち残り戦略～

第3章

## ★戦略①★ マーケティングは挨拶から見直せ
### コストをかけずに最大の効果を狙う

第4章

# ★戦略②★自主的に役割を果たす人材育成術!

## スタッフのやる気をアップさせる方法

第5章

## ★戦略③★ スタッフ全員が主役となれる組織をつくる！

### 一人ひとりが患者との関係を築ける体制がカギ



第6章

## ★戦略④★ 患者獲得にはアポイント帳を使いこなせ！

### 予約の取り方一つで患者数は激増する

## 第7章

# 患者に選ばれる歯科医院とは
## 多くの人に愛される歯科医院を目指して

第1章

# 歯科医院大廃業時代到来！

## 沈没寸前の業界のなかで切磋琢磨しても限界がある

# なぜ自ら廃業する歯科医院が多いのか？

全国の歯科医院は、厚生労働省の医療施設動態調査によると、2018年10月から2019年9月までの1年間に1451施設が開設・再開する一方で、1634施設が廃止・休止し、113施設が減少しました。前年の2017年でも、331施設減少していることから、歯科医院は確実に年々減り続けていることになります。

これらのなかには、いったん休止する歯科医院も含まれますが、廃止する歯科医院が圧倒的に多いのです。つまり、自ら医院を閉めてしまう歯科医院がたくさんあるということです。

理由の一つは、医師の高齢化が挙げられます。60歳以上の歯科医師が全体の31%を占める（厚生労働省2018年概況調査より）というように、高齢化はかなり深刻化しています。

また、「はじめに」でも書きましたように、歯科医は激しい過当競争の波にさらされています。その数はコンビニエンスストアよりも多くなっていて、コンビニエンスストアは全国に５万５８７２軒（２０２０年10月現在、ＪＦＡコンビニエンスストア統計調査月報より）、一方で歯科医院の数は実に６万８３２７施設（２０２０年１月末現在、厚生労働省医療施設動態調査より）。コンビニよりも１万施設も多いのです。

コンビニも歯科医院も便利なところにより多く出店します。そのため都市、なかでも駅近くには数多くの歯科医院がひしめいています。郊外になればコンビニと同様、歯科医院の数も減りますが、周辺の人口が減り、行きかう通行人の数も少なくなりますから、やはりパイの取り合いになるのは自明の理です。パイの取り合いから安定した患者を確保できなければ、経営難に陥るのが必至です。

そして、過当競争であることとも関連しているのですが、開業している歯科医師の方たちが歯科の将来性そのものを憂いて子どもに継がせたくないと思っていることも大きいのです。子どもの側も親の医院を継ぎたくないと思い、他の道に進むことが増えています。継承する相手がいないため「医院を畳む（廃業）」というケースが多くなっているのです。

本来、歯科医院の場合、院長のお子さんが後を継ぐというケースがいちばん多く、そのため二世、三世が多い世界です。歯科大学で「なぜ歯医者になるの？」と質問すると、「親が歯医者だから」という答えが９割くらいだと聞きます。そうした状況が当たり前の

「業界」であるにもかかわらず、子どもが継がないという事態に陥っているのが歯科医の世界なのです。親の側も「これからの歯科医は厳しそうだ」と考え、「歯医者にならなくてもいいよ」と言うケースが増えています。

歯科医院を続けても儲からない、当然、拡張や分院などもできない、その結果として「夢をもてない」のです。廃業しないまでも、疲れて、やる気も希薄になって、それでも通ってきてくれる患者さんたちのために歯科医院を続けているという歯科医の方がたくさんいます。

もちろん「儲け」以外のモチベーションを高めるための要素があればいいのでしょうけれど、それさえも見つからずにいるのが現状です。

## 歯科医院にとって、今は決して順風の時ではない

私が学んだ東京歯科大学は歯科関連の大学ではいちばん歴史のある大学で、三世も多く

在籍する大学です。そんな大学で学ぶ自分の周りの学生でさえ、自発的に「歯医者になりたい」と主体的に考えていた人間は一人もいなかったように感じていました。つまりは「親が歯医者だから自分も資格を取って、末はその医院を継ぐ」という漠然としたレールの上に乗っているだけなのです。

実は、私もまたそうした二世歯科医の一人なのです。私の母も叔父も歯科医です。なお、この叔父の歯科医院をのちに私が継ぐことになります。

母の世代、現在60代後半から70代の歯科医師の時代はたいへんいい時代だったと聞きます。医院を開けば、患者さんの行列ができます。母親からも聞きましたが、立地としてはあまり良くない場所でも、雨の日でも行列ができたというのです。今となっては信じられない光景です。そこまではないとしても、かなり待たされてようやく治療が受けられる状態であったようです。

それが患者さんにとっていいことかどうかは疑問ですが、少なくとも歯科医院の経営にとってはすばらしい時代だったと思います。

しかし、もはやそんな時代は望むべくもありません。だからこそ、どうすればいいかを真剣に考えなくてはいけない時代なのです。

私や周囲の二世、三世の歯科大学生たちは、そんな親の世代の話を聞いて育ち、そうした歯科医全盛期がずっと続いているかのような錯覚を抱かされていました。

それが理由なのか、歯科医には、経営という面にあまり関心がない方が多いように思います。マーケティングや差別化、スタッフの育成などといったマネジメント面に無頓着なのです。

通っている学部は歯科医師になる、国家試験に合格するために通っているところなので、経営についてあまり学べません。マーケティングについても学べません。会計についても同じです。大学卒業時は、学生全員、そうしたジャンルの知識は皆無なのです。あとは、卒業後、親の医院に入って帝王学を学ぶか、あるいは勤務医を経験するのか。その間に自ら学ぶしかありません。

しかし、勤務医になる際に、その歯科医院が医院を管理、経営するための数字について学べる場所でないと、経営面が分からないままに開業することになります。あるいは、親の医院を継ぐということになってしまいます。

医師というものが患者さんを助けるのが本分であっても、ビジネスである以上、他との差別化は必要なはずです。

地域に自院しか存在しないのであれば、差別化は必要ありません。これは医院も食料品店も衣料店も同じです。

しかし、歯科業界もスクラップ&ビルドではあるものの、とても数が多く、特に大都市であればあるほど、過当競争になることは明確です。

## たとえ技術があっても経営の分からない歯科医師が多過ぎる

ある時期に、私もそうした「経営戦略」の必要性に気づきました。

普通に親の医院を継いで、それまで通ってきてくれた患者さんも引き継いでいる限り、なかなかそうした視点をもつことは難しいのかもしれません。

もちろん、開業医だけでなく勤務医として診療にあたってきた人たちも同様です。いや、むしろ勤務医の方が経営に関わることがなかっただけに、どうしても「一歯科医」の視点にとらわれてしまいがちなのです。

例えば、私のところには多くの歯科医師が面接に来ますが、仮にキャリアが10年以上であっても、経理上の数字に関する話題には、ほとんどの人が付いてこられません。歯医者だけではありませんが、医院経営にレセプトは欠かせません。レセプトとは、ご承知のとおり、保険者に請求する診療報酬明細書をいいます。診療報酬というのは、診療に要した費用。診療報酬点数表に基づいて点数で算出します。この点数を組合健保や協会健保、その他の保険者に診療報酬として請求する業務をレセプト業務といいます。このレセプトの中身に対しても、多くの歯科医の方たちが無関心なのです。

他の業種ならば、大学を出て、10年間の経験を積めば一人前になってしかるべきでしょうけれど、歯科医の場合は、10年勤務医をして、分院長になっても、医院経営にかかわる経理も何も分からないということになります。

ただ、これは当事者である医師の責任ばかりではありません。若い医師たちを雇う院長の方々の秘密主義も関係しています。自院の数字、つまりは成績書を他人に見せたくないという人が多いのです。経営状況を出してしまった場合、儲かっていれば、「給与を出し渋っているのではないか」と思われるかもしれません。逆に経営状態が厳しければ、「ここにいると危ない」と思われてしまうかもしれないからです。

## 多くの歯科医院が縮小のスパイラルに陥ってしまう

勤務医などを経て、親の歯科医院を継ぐ、あるいは一念発起して自分の医院を開業するところまでこぎつけたとしましょう。

歯科医師としての技術はかなり向上しているはずです。何人もの患者さんが「常連」になってくれるかもしれません。しかし、たとえ技術は優れていても、それだけでは医院の経営そのものは、早晩、立ち行かなくなってしまう可能性が高いのです。

そして、1医院を経営していて儲かっていないと、経費や人件費をどう切り詰めるかということを考えがちです。医院経営は基本的には待ちの営業ですから、一気に売上を増やすというのは簡単ではないので、そうなるわけです。

しかし、人件費などを切り詰めた状態で立て直していくことは難しいものです。

人件費というものはとても削りやすいのですが、人件費を削れば削るほど、技術やサービスを削ることになります。資格者でない方を雇うとか、アルバイトに頼るなどの方策を取らねばなりません。

またはは何から何まで自分一人で対応するという具合です。スタッフを雇っていても、その人たちに任せられる仕事に限りがあれば、結局、自分でやらなくてはいけないことが増えます。しっかりとしたアシスタントがいるほうが治療に向かう時間も増え、質は当然上がりますし、サービスも向上します。

さらに気になるのは、特に若い人たちは、立地で高望みをしてしまう人も多いことです。ですから、確かに人通りの多さや駅に近いなどの立地条件は、ほかの業態のお店と同じで生命線です。しかし、そういう場所は当然家賃が高いものです。しかも過当競争で同じような歯医者が近くにたくさんあるでしょう。代々の医院を継ぐのであれば別ですが、確かな戦略がなければ、そうした場所に出店するのは、逆にリスクが高いわけです。

これからはますます淘汰の時代です。端的にいえば、際立った専門性があるか、総合歯科医院として規模の大きなところしか生き残れなくなると私は思っています。

## 医師や弁護士と違って、名のある歯科医師は少ない

歯科の業界は、一言でいえば規模が小さいのです。業界全体の規模も小さいですし、多くの医院の規模も小さい。

必要なのは、業界のなかでの勢力図の描き換えではなく、世間のなかでの歯科医院のイメージを変えることだと私は思います。声をもっと大にして、訴えるべきは一般の人、つまりは患者さんであり、市場に対してでなければいけません。

もちろん、歯科医師のなかで有名な先生、尊敬すべき師は何人もいます。しかし、その名前を歯科医師以外の方に出しても、たぶん、「知らない」と答えられてしまいます。

ところが、美容整形外科の世界にはスターがいます。もちろんＣＭの力が大きいとは思いますが、彼らは世間の話題になっています。一般の医院にも、実はそういうスターは少ない。その意味では美容整形外科の世界は頑張っているといえるのかもしれません。

例えば予備校にもスターは登場しました。一般の企業の経営者のなかにはもちろんス

ターが何人もいます。世間がその名前や顔を知っている人もたくさんいらっしゃいます。

これまで歯医者に一度も行ったことがないという人は少ないと思います。しかし、未来に残る職業と自信をもっていえる状況にはほど遠いように思います。

銀行も歯科医院にいったいどこまで融資できるのか、推し量りかねています。業界そのものに店舗展開のノウハウなどが少な過ぎます。

最近になってやっと、これまでの歯科医院の本筋ではありませんが、例えば歯科矯正のためのマウスピースなどを開発製造するベンチャー企業に投資が集まるなど、広く見ればば、この業界にも一筋の光が現れています。

しかし、彼らはまだまだ異端児と目されています。私は、そんな業界を変えていきたいのです。

# 第2章

# 混迷する歯科業界

## なぜ私がたった5年で25医院も開業できたのか？

# よちよち歩きの開業

歯科医院には、いろいろな成功パターンがあります。まずは自己満足であっても、自分の考える成功パターンをいち早く明確にして、その成功を目指すことが大切だと思います。

私が考えた成功パターンは、「多くの人が自分たちの医院に足を運んでくれて、保険であれ自費であれ、その人の望むベストの治療を施す」というものでした。

そのために大切なのは差別化です。自院の売りをつくること。漫然と歯科医院を開業するのではなく、何を特徴とするのか。そこが重要だと考えました。

私が最初に開業した医院は、もともとは叔父が経営していた医院でした。ただ、私が引き継ぐ15年ほど前に叔父は亡くなっていて、その後、いろいろな人が入れ替わり立ち替わりその歯科医院を担っていました。

私は勤務医をしていて、少なくともあと1年は修業をしようと思っていたのですが、当時、「引き継いでもらえないだろうか?」と声を掛けられました。

母親も当時65歳で歯科医でしたが、歯科医院の難しさは分かっていたので「無理にやる必要はない」と言われました。迷いましたが、私も開業は目指していたので、勤務先の法人の理事長にも相談しました。すると、「何かあれば助けるから、思い切ってやってみればいい」と背中を押され、それまで学んだことを見様見真似でやってみようかと思ったのです。

そのため、ほとんど居抜きでその歯科医院を引き継いだのです。

ところが、蓋を開けてみると、事務的引き継ぎもなし、患者さんほぼゼロ、スタッフゼロ、売上は聞いていた額よりも大幅に少なく、建物も備品もボロボロでした。

私も計画性のない開業だったので、貯金もあまりなく、なんとか紹介紹介で安い業者さんに頼んで最低限の準備をして、掃除も友人などに手伝ってもらってなんとかオープンにこぎつけました。

スタッフの募集も行いましたが、唯一面接に来て採用を決めた人も、オープン前日の夜まで打ち合わせをしたにもかかわらず、当日には出勤してこないというありさまでした。

それでもなんとか、よちよち歩きのようにして、始めたのです。

そんなときに、一つのセミナーに出会いました。「内部マーケティングと外部マーケティング」についてのセミナーでした。

セミナーはマーケティングの話だったのですが、タイトルの「内部」と「外部」とは内向きと外向きという意味ではありません。外部マーケティングは広告とかセールスプロモーション、ホームページなど、お金を掛けたマーケティングのことで、内部マーケティングはお金を掛けないマーケティングのこと。接客態度、電話応対などの向上、お客さまを迎える気持ち、心掛け、真心といったものです。

そのセミナーで学んだことは、外部マーケティングよりも内部マーケティングが大事であるということ、そして、内部マーケティングを向上させるためには、挨拶や掃除という当たり前のことがとても大切だということでした。

歯科医院の多くも、外部マーケティングには力を入れています。テレビ広告などを打てるところはほとんどないとはいえ、少なくともホームページやブログは当たり前になってきています。ところが、内部マーケティングに関してはまったくできていない医院も多いのです。

そのセミナーでのいちばんの衝撃は、内部マーケティングをしっかり行っていると、外部マーケティングの効果が3倍にも4倍にもなるということでした。

ポイントは極めてアナログな、当たり前のことです。ですが、それがほとんどできていないのです。つまり、真心をもって患者さんに接することができていないということです。挨拶にしても、電話応対にしても、掃除にしてもそうです。治療だけを本分としてはいけないのです。

何よりもまず、居心地の良さ、入った瞬間の感じの良さ、最後まで裏切らない温かさ。そうしたホスピタリティこそが最大の差別化になるのです。

私は機会を見つけては積極的に何人もの経営者、またベンチャーキャピタリストなどとお近付きになり、彼らの考え、心意気を貪欲に吸収しました。「歯医者である前に経営者」とまではいいませんが、私にとって歯医者と経営者は同時進行の役割だったのです。

最初に決めたことは、ワンチーム、ワンボイスという理想でした。

そして、究極の目標も掲げました。それは、医療もまたサービス業であるという前提に立ち、患者さんはお客さまであるという考えに則って医院を運営していくということです。

## 皆がしっかりと納得できるコンセプトをつくり、愚直に実行する

私の引き継いだ歯科医院は、最初はせいぜい1日5人程度でした。最初は受付と助手の3人で始めました。現状を皆でしっかりと把握して、厳しい現実に向き合って、どうしていったらいいかを話し合いました。こちらの話すことをよく分かってくれて、まさに仲間を得た想いでした。

この時、また一つの気づきがあります。それは「法人理念」を決めるということです。それが「患者さん一人ひとりとの関係をつくる」でした。これは今に至るも佑健会のコンセプトです。

患者さんが来たいときに気軽に来られて、帰っていける病院であり、「この病院に来て良かったな」、その先、「もっと早く来れば良かったな」と思ってもらえる、そんな感動を与えられる歯科医院になること。そのためにはまず、笑顔と真心ではどこにも負けない明るい病院であること。

そうした理念を全員が一点の曇りもなく心に刻み、業務をしていくことをまず徹底しました。

そのうえで内部マーケティングに移ったのです。

内部マーケティングでは何を行うのか。どこに留意するのか。その点については私がすべて決めて、それをスタッフに指示していくという方法を採りました。少なくとも最初はリーダーが率先垂範で何事も行い、その背中を見せることが大切なのです。古いやり方に聞こえるかもしれませんが、そのことに新しい、古いは関係ありません。内部マーケティングについては、次の章で詳しく説明します。

内部マーケティングがスタッフにも浸透してくると、次に私は外部マーケティングにも力を注ぎ始めました。まずはホームページの制作です。そして、少し貯まった資金で身の丈の設備投資もしていきます。最初から分院展開するつもりだったわけではありません。将来的に分院を実行するとしても、最初の医院が成功しなかったら、どんなに頑張ってもその先はないと思っていました。とにかく開業して4年ほどは、この医院、今となっては発祥の地である医院を地域一番の歯科医院にすることだけに注力しました。

## 「どんな医院にするか？」を自分に問う

たとえ親の医院を引き継ぐ、新規開設でないとしても、自院のコンセプトは改めて決めるべきです。そうでなければ自分がその医院を経営する意味がありません。どんな歯医者になりたいのか、ということです。私の場合は叔父の医院を継ぐかたちでしたが、今から開業しようとしている人で、大人向けの矯正やインプラントに特化した歯科医院を出したいという場合は、地域特性も考慮しなくてはいけません。場所もターミナル駅の近くなどの好立地の場所でないと難しいでしょう。

それこそファミリー向けか、郊外店舗か。人通りの多寡を確認し、競合の状況を調査し、一般診療でいくのか、矯正やインプラントなどの専門でいくのか、組み合わせるのかを決めることも重要ですし、キャパを考える必要もあります。

まず一般的な立地条件としては、通り沿いを選ぶのが得策です。その先にタワーマンションがあって帰る人が多いとか、駅に近いとかです。近くに銀行があるというのも大事なポイントです。ちなみに、歯科医院として必要なお店があるというのも重要なポイントです。銀行のほか、花屋や文房具店、コンビニなども欲しいところです。

加えて、やはり1階に限ります。医療モールであれば何階でもいいのですが、例えば1階のテナントに居酒屋などが入っている3階、4階などは厳しいと思います。あるいは、路面店であっても昼間でも暗い道に並んでいるテナントなども避けるべきです。

医療圏調査の業者が提供してくれるデータは、単にその地域の人口を歯科医院の数で割っただけのものです。それに基づいて、1医院あたり何人の患者が来るかを予想するわけですが、これだけですべてを判断することはできません。むしろ気にすべきはどういう形態の歯医者が多いのかという点です。

古くからの歯医者が多いところも狙い目です。

市場はあるけれど、勝てる要素が必ず見つかるからです。

例えば古い歯科医院の場合土足でそのまま入れる医院は少なく、靴を脱いでスリッパに履き替えなくてはいけない医院がまだ多く残っています。そういう地域で土足のまま入れる医院にするだけでも差別化になります。気軽だからです。

ほかにも、歯並びの矯正などで子どもに特化した歯科医院や、予防歯科に力を入れている歯科医院が少ないならば、そこが狙い目になります。見た目でいえば、きれいで新しい歯科医院がその地域に少ない場合も差別化のチャンスです。

## 差別化は足元を固めるところから

歯科医院としてやっていくため、ほかとの差別化が必要であることには早くから気づいていました。ただ、差別化ばかりに気を取られて目新しいことに飛びつくのは考えものだとは思っていました。まずは足元を固めることから始めたのです。

そのうえで、1医院として差別化を図るのであれば、少なくとも地域の競合医院よりも突き抜けるという道があると考えました。

その一つが「予防歯科」です。予防歯科だけで成り立っている専門歯科というものはまだありませんが、予防歯科に目を付ける人たちが少しずつ増えているのも事実です。

少子化のせいだけでなく虫歯で来院する子どもはとても少なくなりました。学校に歯科検診にも出かけますが、いまや虫歯のある子どもは1クラスに4人から5人くらいしかいません。フッ素やシーラント（奥歯や前歯の溝をプラスチック樹脂の一種で埋める処置）などの予防措置が徹底しているからです。

子どもの虫歯予防のためにお母さんたちがお子さんを歯科医院に連れてきてくれます。歯科医院の椅子に座っても治療をしなくて済むわけなので、子どもにとっても苦痛ではありませんし、予防でも治療と同じようにレセプトの点数は入るため、歯科医師にとってもうれしい話です。だからこそ、子どもたちに「歯医者は怖くない」、むしろ楽しいところだと思ってもらえるような仕組みが必要なのです。

余談ですが、「歯医者は怖くない」と思ってもらうためには、子どもの場合、治療においても決して泣かせないことが大事です。昔の歯科医院は泣いても医師は気にせず、そのまま治療を続けるところが多かったです。私は、もし子どもが泣いてしまったら、そこで治療も措置をストップすると決めています。また、泣いてしまって治療ができない子どもは、その前段階として、最初はキッズルームで歯ブラシを持ってもらって歯みがきの練習をするところから始めます。それから「今度は椅子に座ってみようか」というふうに少しずつ誘導してあげるのです。さらに子どもが泣かずに治療を受けられたら褒めてあげて、ノートをあげ、そこにシールを貼る。1つ貼ると設置してあるガチャガチャができることにしています。シールが5つ貯まるとくじ引きをしてもらって、景品をあげるというようなこともしています。「歯医者は怖くない」、「むしろ楽しい場所だ」と思ってもらうためにいろいろな工夫が必要だと思っています。

お父さん、お母さんにも、よくできたときには家に帰ってから「ちゃんと褒めてあげてください」とお願いします。決して「頑張ろう」とか、ましてや「痛くてもがまんしなさい」といったマイナスのことは言わないでくださいとお願いしています。親への教育も大切なわけです。

一度泣いてしまうと、それが歯医者のイメージになってトラウマになってしまうかもしれません。実際、大人になって歯医者に嫌なイメージをもっている人の多くは子どもの頃の体験がベースになっているのです。だから親には「この子が一生歯医者を嫌いになるかどうかがかかっています」とまで言います。

話を戻します。予防措置として家庭での歯みがきでは限界があるので、歯科医院に来てもらってフッ素を塗る、あるいは矯正という手もあります。子どものうちから行えば成長期を使って矯正ができるので、歯を抜かなくてもいいというメリットがあります。治療はなるべく行わないというのが私のポリシーです。子どもはそもそも虫歯になりやすく、また痛みを感じにくいので、子どもが痛がったときはもう遅いと思ってもらわないといけません。だから早めに来てくださいと言っています。

子どもを大切にすることは、その両親をもターゲットにすることなのです。子どもが通っている歯医者には母親、さらには父親も必要に応じて通うようになるものです。さらには祖父母が来てくれることもあります。子どもが患者さんをいちばん呼び込んでくれるというわけです。その意味で子どもは重要な「お客さん」であるわけです。

予防歯科に特化するというだけで、これだけの展開が期待できるわけですから、コンセプトを決め、その方向へと進むことがいかに大切なのか分かるでしょう。

ですから、予防歯科を充実させるという方向が一つの差別化の方策として考えられます。その場合は当然、ドクターと衛生士と受付といった最小スタッフで構成された陣容では無理です。それなりの数のスタッフを擁する必要があります。

差別化のほかの方法としては、治療技術に突き抜けることが挙げられます。

技術で突き抜けようとするならば、たいていの医院では保険診療よりも自由診療に力を入れると思います。その際にはインプラントや矯正歯科などの分野が視野に入ってくるでしょう。いい治療というのはほとんど、数字でいえば約8割の治療が自由診療です。保険診療では最低限の治療しかできません。

極端な例を挙げれば、もしすばらしい技術をもっていて自由診療だけを行おうとするのであれば、開業当初から1日一人の患者で数百万円の治療費を取ることも可能です。そうなると自分一人と一人の衛生士でその医院は成立してしまいます。あくまで机上の計算としてですが。もちろん、価格で勝負しようとすれば技術がものをいうため、誰にも劣らないような相当な技術が必要となります。

## 保険診療をベースに、そこに自由診療を組み入れる

また別の差別化の方法として、患者さんを大勢集められる医院をつくるという手もあり

ます。私の場合はすぐに突き抜けた技術を用意することが難しかったので、まずは千客万来の病院をつくることを目指しました。この場合、あまり高くない価格設定が基本となるので、保険診療がベースとなります。

とはいえ、保険診療だけに規定するのではなく、平均程度の価格で自由診療も行うことがベターです。１００人の患者さんが来て、そのうちの20人が自由診療を選べば、それでその医院の経営は十分に成り立ちます。この場合の自費率は20％ですが、患者さんの数が多くなればなるほど、同じ比率で自由診療を選ぶ患者さんの数も膨らむ計算です。

そこで私が心掛けたのは、まずベストの治療法、つまり自由診療を提案することです。同時に最低限の保険診療についても必ず説明します。当然、ベストな治療はコストが掛かるため無理な人もたくさんいます。そこに対してセカンドベストの選択肢を提案するというわけです。

例えば歯がないとすれば、最低限が保険適用範囲での入れ歯で、ベストはインプラントだとお伝えします。上の歯が1本もなくても同じです。もし入れ歯が嫌ならばインプラントになります。ただ全部インプラントにしたら14本なので、高額になります。これがベストですが高い。入れ歯にすると、保険の入れ歯であれば1万円のものから存在し、インプラントとはまったく違う世界です。この間を取るとすれば、セカンドベストの治療は、インプラントを4本くらい打ち込んで、そこに入れ歯をはめ込むという治療です。そうするとまったく入れ歯が動かず、さらに入れ歯を小さくできます。すべてインプラントにする場合に比べ、かなりのコストダウンになります。あるいは入れ歯の種類を良くするという方法もあり、この場合は20~30万円くらいです。そういう選択肢を出して、いくらのものを選択するかを尋ねます。

私が大学を卒業後勤めた歯科医院は、保険診療が9割の医院でした。ただ、患者さんの数はものすごく多かったのです。保険診療中心ではあるものの、ドクターの治療はとても上手でした。一方で、研修でまったく違うタイプの歯科医院を知りました。場所も東京のおしゃれなゾーンの一等地にある医院です。こちらのドクターにもお世話になったのですが、都内でいちばん古い医療法人で、そこには芸能人も多く来院していました。その両方の医院で学んだことが一つあります。それは、例えば100人の患者さんがいると、およそ5人は最初からとにかく最高の治療法でやってほしい、という不文律です。全体の5%です。逆に別の5人は保険の範囲内でやってほしい。残りの9割の患者さんは説明次第でどちらにもなる可能性があると思いました。その患者さんが自由診療を選ぶかどうかは、医院、そしてドクターの技術力であり魅力なのです。患者さんに対するプレゼンテーション力といってもいいかもしれません。私はこの学びを常に意識し、二つの良いところを組み合わせた理想の医院を目指すようになりました。

# 数人だった患者を短期間で増やした方法とは？

保険診療と自由診療とが併存していると、目立つのは自由診療です。ここまでも自由診療の良さについて述べてきました。レーザー治療とか削らないで虫歯を治すとか、高いインプラントの技術とか、私たちも取り組んでいますが、そうした治療はかなり特殊な分野の治療です。それに力を入れることも大切ですが、それよりも、９割５分以上の方が日常的に歯科医院で行っている治療をもっと精度を上げていく。

例えば保険適用内での虫歯治療、歯を抜くこと、根の治療といった、どの医院でも誰でもやっていることの精度を上げていくことに注力しました。基本の能力を上げていく、当たり前のことの精度を上げていくということです。

これは内部マーケティングも同じです。挨拶をするにしても、ただ「おはようございます」と言うだけではなく、言ったあとにしっかりと頭を下げる。通りすがりではなく、ちゃんと立ち止まって挨拶をするといった精度を極めることが重要です。

治療にしても、内部マーケティングにしても、誰でもやっていることの精度を一つずつ上げていく。私が当初、お金もないなかでやっていったのはそういうことでした。

そのほかにもいろいろと試してみました。カフェなどでよく見掛ける、店外のブラックボードを毎日医院の前に出しました。そのボードにチョークで何を書くか、それを私も含めてスタッフ全員で持ち回りで担当しました。同じものを毎日出していても、それでは景色の一部となってしまい意味がありませんから、2週間に一度は必ず書き換えます。さらに、毎日角度や置く場所を変えて変化をつけます。もちろん、往来の動線に合わせて、例えば通勤路であれば朝は駅とは反対側に向け、夕方は駅の方角に向けるなどの小まめな工夫も必要です。

内容はキャンペーンのお知らせであったり、季節に合わせた問いかけであったり、身近な情報など、常に新鮮であることが大事です。当番がそれぞれ自分で考えます。それも訓練です。得意な人に任せるのではなく、書くのが苦手な人も含めて全員で回します。

ブログも同様に皆で担当しています。スタッフ全員で回す。係をつくるとその人だけの負担になる。全員で回すとやらざるを得ない。ドクター、衛生士、助手、受付。現場にいるメンバーで回していきます。

このような取り組みは、多くの歯科医院ではまだまだやっていないところも多いです。このような地道な取り組みは、今も大切な私たちの活動の根幹です。スタッフもゼロで患者さんもちらほらだった最初の状態を改善し、繁盛する歯科医院にすることができた礎だと、自信をもって言えます。

加えてドクターの気構えとしては、とにかく偉そうで、素直に謝れない人が多い気がします。そういう性格を変えていくだけでもほかと違った雰囲気がつくれます。それを私が率先して、さらにはほかのドクター、スタッフ全員で徹底しました。

# 医院に出入りする業者もチームの一員として考える

すべてのスタッフがお互いに敬意を払い、助け合い、お互いを大切にする。これが何より大切です。私にとってそのスタッフには、出入りする業者の人も含まれます。スタッフと呼ぶわけではありませんが、同じ仲間であることは間違いありません。大切な仲間ですから、スタッフにも、スタッフ同士と同じ敬意を払って対応するように言っています。そうすることで、彼らも巻き込んで、自分たちの医院の総合力は増すはずです。

どの医院も患者さんを大切にしようとはするでしょうが、業者さんにまで丁寧に接するドクターは少ないと思います。業者さんも人間なので、そこは患者さんと同じくらい大切にする必要があるのです。ややもすると、スタッフでさえ、業者さんを下に見ることがあります。「忙しいから帰れよ」という目をしたり、それに類することを口にしたりする人も見てきました。しかし、毎回足を運んでくれる材料屋の営業担当者に対して偉そうな態度をするのは筋違いです。

まずは患者さんと同じで、出入りの営業担当者の名前をしっかり覚えることから始めてもらいます。もちろん、覚えるだけでなく、ちゃんと名前で呼びます。そして夏で暑ければ水を出すとか、冬は温かいものを出すとか、考えてなんらかのコミュニケーションを取るようにスタッフを指導しています。そうすることで、彼らからの印象も良くなります。この歯科医院の役に立ちたいと思ってもらえるかもしれません。困ったときに助けてもらえる関係性ができていれば、医院がさらに大きくなる助けになります。そこまで考えている歯科医院は少ないのではないでしょうか。

というのも、営業担当者から聞いた話では、他所で嫌な思いをすることがあり、また、無茶ぶりされることもあるそうです。それをしている多くはドクターだという話なので、そこは私自身が他山の石にしないといけないと思っています。

業者さんもチームなのです。開業時に遡れば、優に10社以上の会社とのお付き合いが生まれます。ホームページの制作、内装、商社、内覧会業者など多彩です。そういう人たちにも嫌われるのは望ましくないことは、経営者であればよく分かると思います。どれだけリーズナブルにしっかりとやってくれるかは、どれだけの関係性を築けるかにかかっているのです。ですから開業後も、その関係性づくりをしっかりと行っていくことが大切です。当然のことながら報連相も重要です。皆が報連相をしっかり行えば、自ずとコミュニケーションも密になります。

一人ひとりに主体的に行動してもらう。就業中は常に、「自分のことは医院のこと。自分の問題は医院の問題」ということをそれぞれが自覚してほしいと願っています。

## リコールのハガキをその日に書いて3カ月後に出す理由

歯科医院にとって定期的な来院を勧めるリコール（定期健診＝再初診）は大切な行為です。営業的にも重要ですが、その患者さんの歯の健康を中長期的に考えるうえでも、もちろん大切なのです。

私たちは、リコールになった患者さんへ必ず手書きのハガキを出しています。診療が終わった際に、住所だけを必ず本人に書いていただきます。そのハガキを通常3カ月後に投函します。

ただ、手紙の中身はその人を診察した当日に書いてしまいます。最後に話した内容など、書くべきことを忘れないうちにしたためるわけです。

治療が終了した際に極力、リコールの予約を入れてもらいます。ただ、数カ月後のことですから、ほとんどの人は「分からない」と答えます。「また電話します」がいちばん多い反応でしょうか。そこで諦めない。「それでも皆さん取っていただいていますので、とりあえず予約しませんか？　それで万が一都合がつかなくなったら、キャンセルは差し支えありませんから」と押します。そう言えば、大概の方が予約を入れてくれます。その予約をコンピュータに打ち込んで、診察券に次回アポを印字します。この時点でどうしても予約を入れていただけない人は来院しないことが多いです。予約を入れてくれた方は、ほぼキャンセルなしで予約どおりに来院されます。

そこでその日が近くなったら、ハガキを出します。「その後、治療した歯の具合はいかがですか？」とリマインドします。治療当日に書いていますから、細かな内容が、患者さんに臨場感をもって伝わります。

確かにこれは営業の知恵でもあるでしょう。しかし、そのベースにあるのはあくまでも、患者さん本位です。二度と前のような状況になってほしくないための転ばぬ先の杖なのです。

## 日本一の「歯科サービスグループ」になる!

私の目標は、やがて「日本一の『歯科サービスグループ』になる!」というものに膨れ上がりました。そのために、「患者さん一人ひとりとの関係をつくっていく」をコンセプトとして掲げました。

そのうえで目標達成のためのスタッフを採用していきました。組織に新しく入ってくる人に提示する目標やコンセプトがないと、入ったあとにその人たちがぶれてしまいます。目的がなんであれ、根本がしっかりしていないとチームはうまく回っていきません。

前述したように、どんな方向性の歯科医院にするのかがもちろん大切です。保険診療なのか、自由診療なのか、一般診療なのか矯正なのかインプラントなのか、予防歯科なのか美容歯科なのか。最終的にはそのすべてをグループで網羅するという目標をもつにしても、まずはこの1医院をどこに向けていくのかを考えることが重要です。地域にお年寄りが多いのでそのケアを第一にしようとか、自分が自信のある技術を前面に打ち出して、それを看板に書いて明示していきます。さらに、コンセプトを重視しました。

なぜその技術、その商品を打ち出すのか。なぜそこに力を入れるのかを説明できるコンセプトです。例えばインプラントを前面に打ち出しても、その医院の技術のほどは、患者さんには分かりません。どこがいいのかが判然としないわけです。だから、「あなたについて私たちはこう考えています。だからこういうやり方を選ぶのです」という面をしっかりと打ち出す、語るほうがきっと心に響くはずです。

インフォームドコンセントの精神にも相通じますが、要は患者さん＝お客さまとのコミュニケーションを密にして、いわばテイラーメイドで提案する。また、中期的には、お客さまの求めるものを品ぞろえする。自院にない技術であれば、その技術をもっているドクターを招聘する、その手技が可能な設備をそろえるという心構えです。

そのためには開業前の市場調査、競合調査を行うということも大切な行動です。その場所で開業させていただく以上、地域の患者さんを大切にするのは当然です。もちろんそれが、自院の業績にも直結していきます。

# 第3章

★戦略①★

# マーケティングは挨拶から見直せ

コストをかけずに最大の効果を狙う

# 挨拶、トイレ、スムーズな接客……これだけある差別化ポイント

私がまず行ったのは、自分が誰よりも早く出社して、真っ先にトイレ掃除をして、そのあとで医院の前の掃き掃除をするということです。人があまりやりたがらないことを徹底的にやる。何よりお金も掛かりませんし、自分のやる気だけでスタートできます。

事実、それだけで患者さんの数は2倍から3倍になりました。これもまた「差別化」だと気づいたのはあとになってからでした。

トイレ掃除を率先して行うのは、そこが一般的にいって、いちばん汚い、鬼門といわれるように、不浄の場所だからです。そこをリーダーが率先することに価値があるのです。もちろん、それは患者さんではなくスタッフに見せたデモンストレーションです。そうすれば皆、文句を言わずに掃除にも励んでくれるようになります。それでも文句を言ったり、さぼったりするスタッフがいるとすれば、それは雇う時に人選を間違えたとしかいいようがありません。

ただやればいいというわけではありません。実際、人知れず努力してでも、掃除のプロにならなくてはいけません。挨拶もそうです。笑顔もそうです。自分ができて、初めてスタッフもついてくるものです。仏頂面の上司がいくら「挨拶！」と言っても説得力がありません。

朝に医院前を掃き掃除するいちばんの目的は、道行く人への挨拶です。笑顔で「おはようございます！」。好印象をもってもらえます。最低5分は外にいます。率先してやりますが、必ず毎日スタッフ一人に手伝わせます。

実は医院の近くに幼稚園があって、先生たちがいつも掃き掃除をしていて、その前を通ると挨拶をしてくれるのです。笑顔で挨拶をされて悪い気がする人はあまりいないと思います。私自身、その先生たちに挨拶の大事さを学びました。それをスタッフ全員にも伝え、ともに実行に移したのです。

もちろん、挨拶の仕方も大切です。例えば、流れ作業ではなく、ちゃんと立ち止まって頭を下げて患者さんを見送る。出て行く間際にも声を掛ける。お金を掛ける必要もなく、そうしたおもてなしを徹底的にやることで、1日5人ほどだった患者さんの数が、瞬く間に30人から50人に増えていったのです。

掃除や整頓などの際に重要なことは、必ず患者さんの目線で確認することだということも、この過程で学んでいきました。商店などのコンサルタントも同じことを言います。商業施設のリスク管理もそうだと聞いたことがあります。

私たちや店員さんと、来店される患者さんやお客さんとでは、目線が違うのです。お店を思い浮かべるといちばん分かりやすいと思いますが、レジから外を見ている目線と、ドアからお店の中に入ってくる目線ではまったく違います。見えているところも違う。気になるところも違う。動線の動きやすさも違う。なんのための掃除、整頓かといえば、もちろん働く側にとってもそれは大切ですが、一義には患者さんからの印象のためです。だから患者さんのように入口から入ってみる。受付を外側から見る。そして診察室に入ってみることが必要です。

さらに、私は1日に一度は必ず、患者さんが座るデンタルチェアに座って診察室を見回します。そうすると、気づかない汚れが見えてきます。整頓の必要性や動線の確認もできます。これもまた見えている景色が違うことからの気づきです。

もちろん、電話には1コールから遅くとも2コールで必ず出るように徹底しています。電話を掛けてきている人に、こちらの事情は見えません。だから待たされるとやきもきしてしまうのです。

細かなことも一つひとつ改善していきました。

例えば、接客、医院でいえば患者さんの誘導ですが、ここも、心のこもった流れが大切なのです。流れ作業という言葉を使うと、通常は心がこもっていないように思われてしまいますが、流れるように誘導して初めての人にも不安を与えないということです。こちらがまごまごしてしまったら、患者さんは落ち着かないものなのです。これもまたスタッフ全員に徹底します。

医療もサービス業だということが、自分で医院を切り盛りしてみて深く理解できました。「サービス」の語源にはサーブする。主人と執事という上下関係という意味があります。サーブするこちら側が執事です。一方でホスピタリティ＝おもてなしという言葉はホストとゲストの関係ですので、上下関係ではなく対等だそうです。

私は、例えば初診の患者さんにはサーブし、馴染みの患者さんはおもてなしするのがいいと考えています。提供しているのは医療ですし、いつまでもへりくだるのもよくありません。それはむしろ嫌がられると思います。いずれにしても、大切なのは自然体であることなのです。

# デンタルチェアを倒して待ってもらうための工夫

患者さんに待ってもらっている間もサービスをすることは可能です。診察中にデンタルチェアに座ったまま患者さんを待たせる際には、本人に聞いて差し支えなければ少し倒した状態で待ってもらいます。

なぜ倒すかというと、倒さずに座っていると、人間、どうしてもキョロキョロと周りを見回してしまうものです。その点、少しだけ倒して寝ている状態にすると、ほとんどの人は目を瞑ってリラックスしています。たとえ同じ1分であっても、その方が感覚的には時間の流れがゆっくりに感じられるからです。最近では、天井にモニターを設置していま す。倒れた状態で見やすい角度で天井に埋め込んだテレビ画面です。お子さんは治療中にもＤＶＤでアニメなどを観ることができますし、大人の人はテレビなどを観ることもできます。もちろん好き好きなわけで、選択肢を用意しているわけです。

# 患者一人ひとりの情報を覚え、会話や治療に活かす

カルテ以外にB5の白紙を用意していて、なんでもいいからそこに情報を書くようにしています。あえて内容は問いません。

例えば、会話のなかで、「私、今日、マツエクつけに行ったの」と言われたとすれば、それを書きます。日付とともにそういう話題を書くわけです。つまり、このB5の紙にはカルテでは書けないこと、書かないことが書いてあるわけです。玉石混交ですが、なかには貴重な情報も含まれています。

例えば、しばらく来院されなかった方が半年後に来院されたときに、それを見れば、前回話した内容が分かる。それが話の接ぎ穂になるわけです。来院を重ねていただければ、それだけ情報がたまります。

主にその用紙に記入するのは担当した衛生士ですが、当初はその患者さんの名前を覚えるために、自分が担当した患者さん全員の特徴を書くということを習慣化しています。新

しく入った人には、どんなに忙しくても何か一つは書くよう指示しています。名前と顔を覚えたうえで、その人の特徴を覚えます。家族構成なども会話の引き出しになります。

患者さんは、自分はこの場所で特別だと思いたいものです。自分のことを分かっていてほしいのです。多くの患者さんは、前回付いてくれた衛生士さんの感じが良かったら、またその人に担当してほしいと内心思うものです。その希望を口に出す人もいます。そこで、その人が担当しない場合でも、代わりに付いた衛生士が自分のことをよく知っていれば、気分がいいものです。安心するものです。だからもちろん、この用紙の情報は皆で共有します。

患者さんの情報は常に重要です。私たちの医院には、昼休みにただ遊びに来る人もいます。そうした場合も時間があれば話をして、やはり、そこで得た情報は書き留めるようにしています。

# 笑顔は当たり前、どうすれば患者に寄り添えるか

「もっと早くこの病院に来れば良かった」。初診で来院された方には、こう思ってもらうことが究極の目的です。

もちろん、そのためには感じがいい、自分のことをよく知っている、だけでは足りません。愛想がいい。皆、親切。それらの印象はもちろんとても大切です。

笑顔や真心はどこにも負けない明るい歯科医院にまずならなくてはいけません。

また、患者さんが来たいときにパッと気楽に来られて、帰っていける歯科医院であることも目指しています。

こうした歯科医院にするためには、やはりスタッフの質が大切です。さまざまな教育をする必要がありますが、大事なのは、自ら気づき、主体的に患者さん一人ひとりに相対する姿勢です。そのためにも、仕事はビシッと行ってもらうものの、黙々と長く働くという方向ではなく、休むときはしっかり休み、遊ぶときは思いっきり遊んでもらう。そうした

メリハリが重要だと思っています。そのうえで、きっちりとしたプロ意識をもってやっていくということです。

もちろん、技術が優れていることも重要です。さらには説明が的確で、動きがいい。痛くない。金額の高い治療を無理に勧めない。すべて大事です。

ここまでの説明でも分かるように、患者さんに寄り添う姿勢がいちばん大切なのです。その人のことを知りたいと思えば、小さなことも見逃さないようになります。勘所が分かれば、1から10まで観察しなくとも、観察すべきポイントが分かるようになります。スマートに観察し、必要な情報をインプットし、共有し、その情報を基に、適切な治療だけでなく、その人にとっての快適さを提供する。一人ひとりの患者さんが心地よく、歯医者に通うことが面倒くさいとか、嫌だというふうに思うのではなく、むしろスポーツジムに通うように、習慣となり、楽しんで出かけていく。そうした場所になるべきなのです。

スターバックスが「第三の場所（サードプレイス）」という概念を打ち出していることは有名ですが、この、第一（家庭）、第二（職場）ではない、気軽に皆と集える場所の一つに、行きつけの歯医者もなる。それは決してあり得ないことでも、変なことでもありません。

もう一つ大切なワードが、「感謝」です。たくさんの歯医者があるなかで、選んで来ていただいた。そもそもその事実に感謝しなくてはいけないと思います。それもサービス業の精神の神髄なのです。

だとすれば、「この歯科医院を選んでよかった」と思ってもらうのは最低限の状態なのです。「こんなにいい歯科医院だったら、もっと早く来ておけばよかった」と思ってもらって初めて満点なのです。そのために全員で協力してやっていこうと、皆には言っています。

では、どうするのか。答えは一つではありませんが、そのためには少しずつでも感動を提供する必要があります。治療で感動してもらうことはもちろん大切ですが、それだけが目標ではありません。とても院内がきれいで居心地が良かったとか、受付の態度に感動するとか。何か一つでも感動的なことがあれば、また来てもらえます。なんでもいいから、それを皆で与えていこうと話をしています。

上辺だけでなく、できるだけその患者さんに入り込んで、真心で接する。それができれば完璧です。

# 皆が主役となって、患者さん一人ひとりとの関係をつくる

患者さん一人ひとりとの関係をつくることが大切ですが、その役割はドクターよりもむしろ、他のスタッフの役目だと私は思っています。

「患者さん一人ひとりとの関係をつくる」というのは、歯科医院の常識ではドクターが行う行為とされています。私の考えは違います。ドクターよりもむしろ、受付や衛生士など、ドクター以外のスタッフ全員がそれぞれの患者さんとの関係性をつくってほしいのです。つまり、10人のスタッフがいて、患者さんが100人いたとすれば、1000通りの関係性ができるわけです。その総和が患者さんとその医院との関係性になります。そのためのB5の白紙でもあるのです。

スタッフは、ドクターのために何かをするのではなく、それぞれの患者さんのために動かなくてはいけません。脇役はいらないのです。そこが組織づくりの最大のポイントです。すべては役割分担です。もちろん、責任者はドクターが担うというのが基本ですが、衛生

士には衛生士、受付には受付にしかできない役割がたくさんありますから、それぞれ関わる人がその役割を通じて、患者さんとの関係をつくってもらわなくてはいけないのです。

そうなれば、例えばある患者さんがその日、ドクターである私との間にちょっとしたわだかまりができてしまったとしても、衛生士さんが救いになったりするわけです。診療室の中では気分が好転しなかったとしても、最後に受付でいい気分になってもらえればいいわけです。そうしたフォローアップもそれぞれができるようになるはずです。

歯科医院の場合は特にそうですが、初めてその医院に足を踏み入れた患者さんは、誰がドクターで、誰が衛生士なのかは分からないものです。衛生士が受付を兼ねる場合もあります。そうなると患者さんが何か聞きたいことがある場合は、瞬間的に自分が聞きやすいと思った人に質問します。そのときに、聞かれたスタッフが何も答えられないでは困ります。誰もがフロントに立つ、その医院の代表であるということを自覚してもらわなくては困ります。

もっともこうした面は、もしかしたらドクターがいちばん苦手なことかもしれません。ただ、ドクターは必ず患者さん一人ひとりに接します。患者さんを診察し、治療をするわけですから当然です。そこは、スタッフがどう頑張っても、ドクターにしかできないことですから、スタッフはその他の面でドクターをサポートする役割であるわけです。

ただ、いちばん言いたいことは、その際に指示待ちではいけないということです。あるいはいくら慣れていて、指示を待たずに流れ作業でできたとしても、それだけでは患者さんから見て、温かみの感じられない動きになってしまう可能性が高いのです。主体的な関係性が必要なのはそうならないためでもあります。

## 真実の瞬間こそ重要な時間帯

マーケティング用語に「真実の瞬間」という概念があります。初対面、第一印象です。出会いの最初の10秒間をいうようです。この10秒間は、例えば入ってくる側、患者さんも業者さんもお客さんも、身構えることができますが、待っている方、患者さんやお客さんを迎え入れる方にとっては、予約があれば別ですが、予期せぬ瞬間です。その予期せぬ瞬間にうろたえない心構えも必要なのだと思っています。

例えば、意を決して入ってきたのに混んでいて待ってもらわなければならない方。予約をしていたとしても、不安や痛みを抱えて来られた方。そうした人にどう応対するか、温かい応対ができるかどうかが重要なのです。

何事にも型は必要ですし、教える場合は型を教えるのが基本ですが、型にはまり過ぎている接客は不自然です。特に病院ですから、患者さんの状況で、臨機応変な対応が必要になります。だから、型をまず覚えたら、その人の人となりに合わせて、個性を発揮することもこちらとしては認める必要があります。時には「ちょっと乱暴だな」と思える態度でもその人に合っていて、患者さんに評判がいいという場合もあります。加えて、少しはお節介くらいのほうがいいです。声を掛けるほうが、黙っているよりもいいのです。気持ちがこもった一言は、やはり患者さんの気持ちを楽にすることができます。

## その場を好きになれば、患者が患者を呼んできてくれる

真実の瞬間といわれる出会いの瞬間から、最後にお見送りをするまで、その滞在時間の

すべてがおもてなしの対象です。

歯科医院ですから治療の腕が良いことは前提として、アドバイスや治療計画が的確で分かりやすいか、保険診療と自由診療の推奨は的を射ているかなど、ドクターや衛生士の資質は当然重要ですが、腕＝技術だけでなく、やはり居心地が良くて、安心していられるためのおもてなしが重要です。ホテルでも一流のレストランでもありませんからやり過ぎは禁物ですが、そうしたいわばサービス業の本山から学ぶべきことも少なくありません。

例えばマーケティング用語に、「チェリー・ピッカー」という言葉があります。目玉商品（安売り商品）を目当てにお店を渡り歩く人のことです。一般の小売店の場合、平均すると、チェリー・ピッカーが顧客全体の約30％、値引き愛好者と呼ばれる特売日のまとめ買い客が約20％、そして一般客であるライトユーザーが同じく約20％、値引きに左右されない常連、お得意さまが約30％だといわれます。黄金律のようなものです。

問題は、このお得意さまが売上構成比では4割以上で、粗利構成比では75％ほどを占めるという事実です。ちなみにチェリー・ピッカーは売上構成比の16％ほどで、粗利構成比に至ってはマイナスだそうです。

しかもお得意さまは、そのお店が気に入っているので、友達や家族など別のお客さんを連れてきてくれるのです。口コミです。今では口コミはネットの評判やSNSの友達の推奨が大きいといわれますが、文字どおりの口コミュニケーションも少なくとも歯科医の世界では顕在です。

その最初が家族への推奨です。これが大切なのです。外部マーケティングでいくら宣伝しても、それでたとえ患者さんが集まっても、歩留まりが悪い。その点、口コミの歩留まりは高いのが普通です。

客が客を呼ぶ。患者さんが紹介してくれる。これこそが千客万来のコツなのです。私も出店に際しては競合調査をして、競合に勝つための戦略を練ります。ただ、それは最初だけです。ひとたびオープンしたら、患者さんに愛されることが大切になってきます。そうすれば自ずと競合に勝つことができます。もっとも、逆は必ずしも真とは限りません。競合にかまけて、お客さんのニーズを忘れてしまうということは、よくあることのようです。

このように内部マーケティングに力を注ぎ、研ぎ澄ますことは、ローリスク・ハイリターンの投資なのです。

# 第4章

★戦略②★

# 自主的に役割を果たす人材育成術！

スタッフのやる気をアップさせる方法

# 患者さんを大切に思うなら、まずスタッフを大事にする

歯科医院の経営者として、次の三者のうち、誰をいちばんに大切にすべきでしょうか。

一、スタッフ

二、スタッフの家族

三、患者さん

患者さんは、一般のお店でいえばお客さんです。となれば、多くの歯科医師が患者さん（＝お客さん）と答えると思います。私も最初はそう思っていましたが、患者さんを大切にするために、欠かせない人たちがいます。

いちばん大切なのはスタッフです。スタッフに一貫性があって、ワンボイスでやる気を出してくれれば患者さんを満足させることができます。そうでないと、患者さんがいくら増えても決して満足させることはできません。だから、その繁盛は一過性のものになってしまうのです。つまり、スタッフを満足させることが患者の満足につながるというわけです。

では、スタッフを満足させるにはどうしたらいいのでしょうか。

それは、スタッフ一人ひとりのプライベートを大切にすることです。その意味でスタッフの家族も大切にしなければいけません。旦那さんであったり奥さんであったり、あるいはお子さん、そしてご両親など……。

小さいお子さんがいれば、そのお子さんが急に熱を出すかもしれません。そうしたら早く家に帰らないといけませんし、あるいは仕事を休まないといけません。ご両親の介護で勤務時間が限られてしまうこともあるでしょう。

「それは困る」と突き放せば、そのスタッフは困って辞めてしまいます。

そうならないためには、スタッフが自分の家族をしっかりと支えることができる職場にしなければなりません。安心して働けるようにしなければいけないのです。そうなって初めて、スタッフたちが患者さんに満足を与えることができるのです。

つまり、最終的なゴールは患者さん（＝お客さん）の満足ですが、そのためにはまずスタッフの満足を充実させる必要があるということです。カスタマー・サティスファクション（CS）を得るためにはエンプロイー・サティスファクション（ES）が重要であるわけです。それが経営者として考えるべきことです。もちろん、そこまでしても患者さんを大切にしないスタッフは必要ありません。

## 患者さんの前でスタッフのミスを注意するのも、患者さんのため

診療中のスタッフのミスを認識した場合、その場で注意をすることを心掛けています。もちろん、患者さんの目の前で叱りはしませんが、ミスをしたすぐその時に、患者さんには「ごめんなさい、ちょっとうがいしてもらっていいですか」などと言って、スタッフを廊下などに連れ出して注意します。時には患者さんに聞こえることもあるかと思います。

タイムリーに叱らないと、医療は、ちょっとしたミスが大事になります。たとえ本人が気づいていなくても、そうした危険を感じたらすぐに注意しないといけないわけです。その注意を後回しにすると、「さっき、こうだったよね」などと言っても「そうでしたか?」とぴんとこない。なかには、「その時に言ってくれないと分からないですよ」と言い返す

人もいます。それでは意味がありません。また同じミスを繰り返す可能性が高くなるので、すぐに注意するように心掛けています。

特にルーチンの仕事でそのミスが起こった場合、次の瞬間、次の患者さんのときにも同じミスが起こるかもしれないわけです。基本的な作業は毎日、毎日、どの患者さんでも同じということが多いからです。それを防ぐためには、すぐに、しっかりとそのミスについて理解してもらうことが大切なのです。

「今日やったミスは明日もやる」、いや「１分後にまたやる」かもしれないのです。ただ、そのためには患者さんを待たせることになります。叱っている声が聞こえるかもしれませんし、不安にさせたり、不快にさせたりすることもあるわけです。

そのミスをもう起こさないことが大切なのです。

人は不安になるのでこそこそされるのを嫌うということを忘れてはいけません。だから、患者さんに聞こえないように話すのではなく、むしろ聞こえる音量で話をします。どうしても聞かせたくないことは小声ではなく、紙に書きます。音量としてはゼロか１００というわけです。決して怒鳴るわけではありませんが、私はいつも、患者さんに聞こえてもよいつもりで話します。患者さんの前だからと遠慮はしません。その結果、「すごく怒っていたわね」とあとで患者さんに言われることもあります。一方で「むしろ人間味があっていい」と言ってくれる人も少なくありません。それで客足が増えることはあっても、減ることはないように思えます。

私は、なるべく素の自分で仕事をしようと思っています。ドクターと呼ばれる人たちは人前では自分をつくらなければいけないものです。

もちろん、仕事はきっちりやらなくてはいけませんが、そのキャラクターがプライベートとあまり変わらなければ、演じる必要がない分、疲れません。だから言葉遣いなども過度には変えません。目上の人には礼儀正しくは普段も同じなので、それでなんの問題もないと思っています。スタッフの呼び方も、普段どおりに。わざわざよそよそしくはしません。

# 自分でまずやる。率先垂範で教育することの重要性

実際に、最初の医院を始めたときは、前に述べたように誰もいなかったので一人でなん

でもやりました。

仕方がなかったからですが、あとから振り返ると、それはとてもいい経験だったと思います。「自分ができないことをスタッフにやらせて、その出来が悪い場合に怒る」というのでは、横暴なリーダーでしかないからです。まず自分がやる。やりながら学び、極める。掃除もそう、挨拶もそうです。

そして教える。自分でできないことを人に頼んでも、人は動かないものなのです。雇われているわけですから、動きます。しかし、決して率先して動くようにはならないということです。

だから、まずは全部自分でできるようにすることが肝要です。

もっとも、自分がどれだけできても、それではたかが知れているというのも事実です。最初から多店舗展開をするつもりではなかったのですが、大きくはしたかったので、そのためには、いかに自分が何もやらないで済む医院をつくれるかが勝負だと思っていました。そのためにはスタッフにしっかり動いてもらわないといけません。一人ひとりの主体性と役割分担が大切なのです。

だから、まずは自分が全部やって極めて、それをスタッフに伝授します。そのあとはスタッフに任せます。例えば治療ができない人が知識だけで治療について教えても、教えられる側は納得できないはずです。それと同じです。

だからとにかく最初はすべて教えました。会計の仕方はもちろん、受付には何を置くべきか、トイレの掃除の仕方まですべてひととおり自分でやってみて、それを見せました。やらないで「やれ」と言っても、誰も納得しないと思います。自分には経験がないのに、「もっときれいにしろ」と言っても、聞いてくれません。一所懸命にいつも掃除をしている人がその知識をベースに「ここは汚れが取りにくいから、こんなふうにして」と言えば、説得力があるわけです。

リーダーに必要なのはいつだって率先垂範なのです。

## 残業をしない、させない医院がモットー

私は、残業が嫌いです。だから、自分も残業はしないですし、スタッフにもさせません。

自分が医院にだらだらと残っていたのではスタッフも帰れないので、率先して最初に帰るようにしています。帰るときには「すぐに帰れよ」「残業はするなよ」と皆に声を掛けます。

もちろん、どうしても残業が避けられないときもあります。ただ、その時も野放図に残業を許すのではなく、人を手当てするなど経営者がなんらかの打開策を考えなければいけないと思います。また、だらだらと働いて、結果残業になる人もいるので、それは許しません。昼休みもそうです。あえて昼休みに苦手なことを練習するとか座学で学ぶというのはいいですが、そうでなければ昼休みに仕事は禁止です。

ちなみに拘束時間は9時間。診療開始の30分前から準備に入って、診療時間終了後に片づけが30分です。昼休みは1時間なので、就業時間は8時間です。

ただ私たちの場合は、週に何回か拘束時間自体が短い日を設けています。日曜日の診療は午前中だけで、土曜日は17時までです。平日でも17時や18時に終わる日を設けるなど、週に3回は就業時間が6時間に満たない日をつくっています。

営業時間を20時とか21時までにする歯科医院も多いと思います。遅くまで営業することで他院と差別化を図るためです。「仕事帰りに寄れます」と、ビジネスパーソンを誘引するわけです。

私たちは、それはしません。遅くても19時まで。前述のとおり、週の半分は17時や18時に、あるいは午前中で終わらせます。そのうえで週に1日は休みます。

なぜなら、ブラック企業ではないこと、そして福利厚生の面を充実させることが大切だからです。そのためにも医療法人にして、残業代も分単位で出すようにしました。ただ、分単位で出すと、従来であれば残業代の総額はかなりの額に膨れてしまいます。それで思い切って18時に終わらせるようにしたという面もありますが、それだけが理由ではありません。

## 診療時間を短くしたことで、収益が上がり、客数も増えた

私も少し前に大病を患いました。それで私自身も病気と真剣に向き合うようになり、医者の言いつけは必ず守るようになりました。例えば、言われた時間にはなんとしても病院

に行きます。

必要なのだから「時間をつくる」、いわば患者教育のできる、つまりは信頼される医院にしなければいけないと思いました。

それも、遅くとも19時までに医院を閉めようと決断する決め手の一つでした。口の中の重要性をしっかりと分かってもらって、必要なときに何がなんでも来てもらう。そういう状態にしなければいけないのです。結果、真剣に考えて自由診療を選ぶ患者さんは18時や17時までの間にちゃんと時間をつくって来てくれる人なのです。

そのため診療時間を短縮したところ、むしろ収益は上がりました。しかも、なぜか患者さんの人数も増えました。

患者さんの意識も高くなったのですが、もっと意識が高くなったのがスタッフでした。拘束時間が短くなったことで余裕ができる。だから早く終わった日には、そのあとで少し勉強しようと思うスタッフも増えました。いくらこちらから「勉強しろ！」とはっぱをかけたとしても、残業もして体を酷使したあとでは疲れていて勉強などできるわけもないのです。

特に若くて勉強が必要な人は、早く帰って勉強したいと思うはずです。それなのに、忙し過ぎて勉強する暇もないとなると、熱心な人間は辞めてしまいます。その気のない人だけが残ってしまうかもしれません。

こちらとしては、できるだけ勉強熱心でセミナーに行きたいくらいに思うスタッフが増えてくれるのを待っているわけです。だから、そのためにも拘束時間はできるだけ短くして、勉強する時間と心の余裕をつくってあげるべきなのです。そうすることで皆の能力が上がります。逆に仕事で疲れてしまえば、たまの休みも寝て過ごしてしまうか、個人の用で終わってしまいます。それでは人材は育ちません。

## 時給換算をしてみると、効率的に時間を使っているかが分かる

経営としては「短い時間で高い収益を上げる」をモットーとしています。働くスタッフにしてみれば、もちろんやり甲斐や給与も大事でしょうが、時間が大切なのです。特に若い人たちにとっては、時間こそが最も大事なものなのです。

だから、転職の面接などの際に、「これまでこのくらい給料をもらっていました」と言う人にはいつも、「時給換算してみて」と言います。

例えば、これまで他院で27万円くらいの月給をもらっていた歯科衛生士さんがいました。同世代のうちのスタッフの月給は24万円くらいでしたが、応募してきた歯科衛生士さんは時給換算すると１２００円くらいだったのに対して、うちの衛生士の時給換算は２０００円以上でした。

さらに、能力を認める人にはボーナスにその分を反映して年収で報いるようにしています。役職を上げていくという方法も取っています。

ちなみに、これは残業ではありませんが、歯科医院にはよくある風習として、院長がスタッフを食事に誘うことが多いようです。あるいは呑みに行ったり良い店に連れていったりする。それがコミュニケーションを良くすると思っているドクターもそれなりにいますが、私はそういうことはいっさいしません。

スタッフの誰もが喜んでいるわけではないからです。なかにはあまり付き合いたくないと思いつつ、そのことを口に出せない人もいるでしょう。だから、たまに食事会を開催するような場合も、その分医院を早く閉めて出かけます。つまり、通常の業務時間内で食事会も行うというわけです。スタッフには、食事会であっても仕事として拘束することになれば給与を払わなくてはいけないと私は思っています。そうしなければプライベートの時間に仕事をしているようなものです。そういう無駄な時間の使い方はしたくないのです。限られた短い時間のなかで、密度の高い仕事をしてもらいたいのです。

## 分野ごとに係をつくり、スタッフに役職を与えていく

多くの歯科医院では、やはりスタッフ教育にいちばん頭を悩ませているようです。伸び悩んでいるスタッフが多いとよく話題になります。

歯科医院向けのセミナーも、そのほとんどがスタッフ教育やチームビルディングについてです。そのくらい需要があるわけです。

私のチームビルディングの基本は、さまざまな分野の係をつくり、スタッフ一人ひとりに役職を与えていくことです。役職はそれぞれ一人で完結するようなものではなく、チー

ムプレイの一部を担うものにします。例えば、インプラント担当、矯正担当、補綴立ち合い、訪問、発注、受付（チーフ）、花に責任をもつ担当などです。

そうすることで、責任感をもつようになります。役割分担をすることでいわゆるサイロ化は起こらず、むしろスタッフ間のコミュニケーションもしっかりとしてきます。

またセミナーを受けると、院外の仲間もできます。これはとてもいい現象です。心が閉じないからです。

チームが醸成してきたら、患者さんに対してはもちろん、業者さんに対しても全員でアプローチしていくというのは、前述のとおりです。

# 小学生の時に学んだ、相手の良いところを10挙げるという錬金術

チームづくりの成功の秘訣はいくつかあると思いますが、私がいちばん大切にしているのは、人の良いところを見つけるようにするということです。

悪口が始まると、ずっと悪いほうだけ見るようになってしまうので、この点はすごく重要だと思っています。

私がこう思うようになった原点は小学生の頃の授業でした。その先生は当時24歳で自分たちが初めての生徒でしたが、とても情熱のある方で、その先生が「友達の良いところを見つけよう」という取り組みを始めたのです。日によって誰と誰と決めて、その友達の良いところをクラスメート全員が10個ずつ書くというものでした。書き上がったものを先生がまとめて、本人にあげるのです。これをもらった時、とてもうれしかったことを今でも覚えています。

その人の良いところを見つけて教えてあげる行為は、たとえそれまでギスギスした関係性があったとしても、そうしたマイナスの感情はなくなります。当人のストレスも軽減されます。

多くの人は、どちらかといえば悪口を言い合うほうが多いでしょう。悪いところを見つけては言い立てるという傾向があります。関係性が悪化するとそうなります。そうなれば環境は悪くなり、皆のテンションが落ちていきます。

そんな職場にはしたくありません。スタッフにいらぬストレスが生じれば、それは必ず患者さんに伝播します。そんな場所に、誰も来たいとは思わなくなります。

そうではなく、積極的にフォローし合うこと、もちろん、フォローは最低限です。フォローする必要があるというのは決していい状態ではないからです。そうではなく、掛け算になる組織づくりが理想です。良いところを見つけるだけで、人生は幸せになります。

## 先生は、価値ある選択について教えてくれた

『7つの習慣』についてご存知の方は多いと思います。米国のスティーヴン・R・コヴィー博士によって1976年に提唱されたものです。博士は過去200年間に出版された成功に関する著作をすべて精査して、成功の条件を考えました。その研究の集大成が『7つの習慣　成功には原則があった！』であり、世界中でベストセラーになりました。

実は、先に紹介した私の小学校時代の担任の先生というのが、『7つの習慣』を日本で初めて授業に取り入れた人でした。のちに『7つの習慣　小学校実践記　ミッションが書

けた！　自分が変わった！』を著した渡邉尚久氏です。私は渡邉氏が先生になって最初に受けもった生徒の一人でした。

渡邉氏に会いに、コヴィー博士本人も来日したのですが、実は、『7つの習慣』を取り入れたのは私が卒業したあとでした。

私たちが卒業したあと、19歳で大学浪人をしていた時に先生から電話をもらいました。その年、先生は私たちの次に卒業生を担任されていたのですが、最初に担任した私たちに会ってみたいと在学生が言い出したのだそうです。詳しい経緯は分からないのですが、それで話に来てほしいと頼まれて出かけていきました。同窓生一人と二人で行きました。そして6年生の前で少し話をしました。同級生はサッカー部に入っていたので、その部活の話をしていました。私は、小学校6年生の時の朝のマラソンについて語りました。

これは授業ではありません。自由参加の日課のようなものでしたが、3クラスあったうち、他の2クラスの生徒は参加したり、参加しなかったり、という感じでした。ただ私を含め、私のいたクラスの生徒はほとんどが参加していました。

なぜかというと、渡邉先生がクラスの額に飾って貼り出していた1枚の紙があったからです。『価値ある選択』、意味は「人生において二つの選択で悩んだ時は、必ず苦しいほうを選べ」というものです。それが印象深かったのです。

私の座右の銘の一つです。

「朝来てマラソンをするのは大変だけど、それは価値ある選択だから、絶対に人生に役立つ。だから皆、出るように」と先生に言われたのです。

その教えが根底にあったから、私は一念発起して中高一貫の中学を受験し、皆と別れて、家族とも別れて、一人で寮生活に入る決意をしました。

その時に、先生が私を同窓会の幹事に指名しました。一人違うところに行くのだから、「お前が皆と会いたくなったらいつでも同窓会を開けばいい。ただ、成人式のあとには必ずやってくれ」と言われました。すごくうれしかったのを覚えています。

私はその話を在校生にしました。すると、一人の生徒が手を挙げました。

「僕も私立に行く予定があるのですが、友達はいなくなりませんか？」という質問でした。私は、「大丈夫だから安心して自分の道を進むのがいい」というようなことを言いました。

それから6年ほど経って、渡邉先生が現場を離れ、教育委員会に行くということになり、最後の現場で生徒に話をしてほしいと頼まれ、行きました。その時に、もう一人、見知らぬ若者も来ていました。実は、あの時の生徒でした。

「あのやりとりが励みになって、今でも当時の友達と仲良くできています」と感謝されました。とてもうれしかったのをよく覚えています。

私が成人したあとに、実際に同窓会を開いて、二次会で先生と痛飲したのも楽しい思い出です。私の結婚式には、主賓でいらしていただきました。私にとって、親以外の最初の師匠です。

## 先生が教えてくれた『7つの習慣』を読み、多くのことを学んだ

渡邉先生には本当に多くのことを学びました。

そんな尊敬する先生の著作ですから、『7つの習慣　小学校実践記』が発行されてすぐに読みました。実は、コヴィー博士の大本の著作は、そのあとに読みました。それから何回も読み直しました。

先生の著作はその後、私のバイブルになりました。書かれていることは全部大切なことです。

なかでも重視したいのは、「人間関係信頼残高～人との関係について信頼を築いていこう～」とか、「第四の習慣～お互いが幸せになる習慣を考える習慣～」。あるいは「第三の習慣～大切なことを最も大切なことにする習慣～」のなかの「一対一の時間～ぼく・わたしの時間～」です。

人間関係信頼残高とは、大切な相手に対していいことをすれば預け入れになり、悪いことをすれば引き出しになり、そうやって残っている信頼の土台が人間関係信頼残高だという教えです。銀行口座になぞらえていますが、大きな違いは、口座の数は出会いにより、限られていない。永久に解約できない。そして、預け入れしても蒸発してしまうことがあるということです。

第四の習慣とは、人間関係づくりの旅の出発点です。Ｗｉｎ－Ｗｉｎの考えを教えてくれます。「勝つ」ということは、相手を打ち負かすことではなく、自分も勝って相手も勝つ道を考えることだという教えです。

そして「一対一の時間」とは、子どもたちが家族を、先生が生徒を大切にしているといっても、決して一人ひとりに多くの時間を振り向けてはいないものです。家族や生徒、あるいは友達を集合体で語るのではなく、一対一の時間をつくることが大切だという考えです。

すべて私の血となり肉となっています。スタッフとの向き合い方、患者さんとの向き合い方もここから学びました。

## 苦労してスタッフ一人ひとりを教育する醍醐味とは

現在の秘書は、もともと歯科助手でした。試用期間がいちばん長く、通常3カ月のところ、8カ月を要しました。彼女を雇った際に10人くらいが面接に来ました。私のなかで合格者はいませんでした。だから「今回の採用は辞めよう」と事務長に言ったのですが、「採用にもお金が掛かっているのでもったいない」と言い返されました。そこで考え直して、訪問診療も行っていたので、自動車の運転ができる人間にしようと決めました。運転免許をもっていたのが彼女一人でした。

そして彼女を雇いました。

しかし、車の運転以外は正直、まったく頼りになりませんでした。治療の現場で先を見越して動けないのです。むしろ邪魔になる。患者さんのことも覚えない……。何度も「もう帰れ！」と怒鳴ってしまったこともありました。そのほかのことも当然厳しく指導しました。毎日レポートを出させた時期もありました。

その彼女は今や私の秘書で、私のスケジュール調整や管理、資料作成、会議等の準備などを切り盛りしてくれています。長い時間をかけて一対一で教え込み、私の考えを刷り込んだ結果だと思っています。それがいい組織をつくるうえでいちばん大切なコツだと私は思っています。気脈を通じ合うようなものです。

当時はまだまだ小さな組織でした。無駄な人間を雇うことはできません。8カ月の試用期間は長いですが、そう簡単には正社員にできなかったのです。以前にあるドクターに言われたことがあります。

「正社員にするということは結婚するようなものだよ」と。確かにそうです。正社員にしたら、辞めさせるのもリスクです。だからこちらの覚悟も簡単ではありませんが、最低限、社員になる人間にも、ここで腰を据えてやるという心構えをもってもらうことが大事なのです。そういう気概をもてないと、単に「福利厚生もあるし給与も悪くないから正社員にしてほしい」という人間が集まってしまう。そういう人間で固まった組織に未来はないと思います。

秘書に配置換えしたあとに、彼女に最初の頃と今とで、自身のなかにどんな変化があったのかと改めて聞いてみたことがあります。

すると、最初は患者さんのことが分からなくても「まあ、いいか」だったと言いました。ただアシストするだけだから「まあ、いいか」なわけです。当然、患者さんのことを理解したいなどとは思ってもいませんでした。いちばん驚かされたのは、「お弁当が出るのが魅力的だった」という一言です。

ところが、「先生に言われてレポートを書くと、患者さんの名前と顔を覚えられる。そのうち、この方は1週間前も来院された、その時にこういう話をしたと思い出すようになって、もう少し患者さんと話をしてみたいなと思うようになったのです。今でも道ですれ違えば挨拶をします。覚えてくれているとうれしくなります。人と向き合うのがいちばん大事で、人に興味をもたないとできない仕事なのだ」と分かりました。

これを聞いて、こんなにうれしかったことはありません。まさに人を育てる醍醐味です。

## 責任感こそが、組織を活性化させる最高の妙薬

スタッフにいちばんもってもらいたいものが責任感です。

「あなた一人だってかけてはだめなんだ。もしいなくても何も変わらないとすれば、あなたの存在意義がない。あなたがあなたの役割をちゃんと果たせば、あなたが目的で来る患者さんも増えてくる」といつもスタッフに言っています。「自分がいないとこの医院は回らない」という意識でやってほしいのです。

そうすれば、見えてくる景色が違ってきます。その景色が見えたときに、一人ひとりが主役になれるのです。

すべて一対一の時間をもつことから始まります。話し込むことから始まります。厳しいことを言っても、正しいことであれば人は辞めません。この人に付いていきたいと思わない限り、皆、結局は辞めていってしまいます。そのためにも、自分を磨き続けなくてはいけません。

男女同権の世の中ですが歯科医院の受付や歯科衛生士は女性のほうが多く、歯科医院の多くは女性社会で成り立っています。規模が大きくなれば、女性社会で派閥ができてしまいます。そこにぎくしゃくした関係が生まれ、ドクターがまいってしまう原因になります。

転職希望の方の面接で出てくる話題は、もちろん給与のことがいちばん多いですが、それ以外では、組織内の人間関係を気にします。そのときに私は自信をもって言えるのです。

「すごくいい」と。

何が良いかといえば、なれ合いがないのです。

良くない組織というのは、一見すると仲が良くて、ミスが出たときもかばい合う組織です。その代わり、陰で悪口を言う。本当に仲が良いのかという話になる。良い組織というのは、誰かがミスをしたときはすぐに指摘・報告ができる組織です。そのうえで同じミスが起こらないように皆でカバーし合うような組織です。だから私は「ミスが出たらすぐに報告しろ」と言います。そして、「二度と起こらないように考えろ」と指示します。だから報告してきたスタッフは叱りません。また、誰もミスをした人間を責めませんし、仲も悪くなりません。

なぜ、そうした組織ができ上がるのか。皆が責任感をもって仕事に臨んでいるからです。

## 理念やコンセプトはぶれずに言い続け、見返りは求めない

秘書になった彼女の例もあり、面接の段階からとにかく一人ひとりと向き合うようにしています。先にも話したように、伝えたいことは、ため込まずに、すぐに伝えるようにしています。

もう一つ重要なことが、「見返りは求めない」ということです。つまり、一所懸命に諭したとしても、すぐに分かってくれる、直してくれる、正してもらえるとは思わないこと

です。「こんなに一所懸命に話しているのに」などと思い始めたら、相手に早々に愛想を尽かされてしまいます。あくまでもじっくりと、理解して、肌で感じて、定着されるまで、繰り返します。

指導だけではなく、大切なスタッフですから、例えば誕生日にケーキを渡すなどもします。しかし、こうした行為はこちらが勝手にやっていることであって、これによって好かれたいなどといった見返りももちろん求めません。見返りを求めた行為にはなんの強さもないのです。

そして、例えばいったん激高したとしても、決してあとを引かないことも重要です。スタッフよりもむしろ自分の切り替えが大事なのです。

時間外の食事会や飲み会はしない、つまり搦め手で説得や指導などはしないということはすでに書きました。

そして自分の信念、コンセプトはぶれることなく言い続けます。それは全員の道しるべになります。

給料日は、必ず一人ひとりと面談します。とにかくコミュニケーションを取ることが大切です。

コミュニケーションを取るために昼休みも有効活用しました。もちろん会議や指導ではありません。昼食をともに食べ、会話をすることにより、スタッフとの距離を縮めることができました。

また、人の悪口なども陰で言わないように、はっきり言い続けることも大事です。これもスタッフと一緒にいる時間を増やすことにより、知らず知らずに自分の考えを擦り込んでいくことになります。

「陰口を叩くな」「情報は共有しろ」「すぐに報告しろ」と言い続けることはもちろん大事なのですが、そうさせない環境づくりが大切です。退路を断つ環境づくりが結構プラスに作用するものだと私は思っています。

私が一緒にいることで、プライベートの愚痴などではなく、仕事上の悩みや疑問などを共有する機会が間違いなく増えていきました。

ここでいちばん大切なことは、諦めないで言い続けることです。

## 権限委譲が人を育てる。ドクターは開業か分院長が最終目標

面接においては、その人の最終目標をじっくりと話し合います。基本的にはその人が将来的にやりたいことを叶えてあげたいと思うからです。だから将来的な望みは何かを最初にその人に聞いてしまうのです。ドクターであれば、どういう歯医者になりたいのか、どういう目標があるのか。開業したいのか、組織の一員として出世したいのか、親の歯科医院を継承したいのか。そういう目標がない人に対しては、「しっかりと自分の将来像は考えたほうがいい」と諭します。

どう専門性を磨くかということもありますが、むしろもっと大きく、10年後、20年後になっていたい姿を聞くようにしています。

その絵姿ですが、独立して開業したい、勤務医として経験を積んで出世して分院長をやりたい、親のところに戻って家業を継ぎたいという、だいたい、この3パターンのいずれかに集約されると思います。とはいえ、まだそこに至る道を明確にスケジューリングでき

ている人は少ないので、何年でそこまで行きたいのかという目標をまず立て、そこまでにいつ何をすべきかを一緒に考えます。例えば5年後に親の歯科医院に戻りたいとします。そのためには、2年後から3年間、分院長を経験して、そこから実家に戻るなどといった、その人なりのキャリアパスを最初に考えます。また、後に役立つために分院の場所選び、内装、機材選びなど、また開院前のすべての打ち合わせやスタッフ面接は一緒に行います。

経営するには数字に詳しくなることも絶対的に必要です。実際の経理は人に任せるとしても、例えば財務諸表が読めないようでは経営力は赤信号です。だから医療会計や財務を覚えてもらう機会も提供します。その結果、優秀な人材が巣立ってしまうことになるわけですが、そこは厭いません。止める気はありません。

ただ、そうやって真摯に対応していると、実は結局残ってくれる人がほとんどなのです。それは、グループ内でその人がやりたいことを実現できているからだと思います。独立して、あるいは地方の親の歯科医院を継いで自分一人で頑張るよりも、ここに残るほうが夢があると思ってもらえるからだと思っています。それが吸引力です。だから、この組織が拡大や成長を止めたら、多くの人材は蜘蛛の子を散らすようにいなくなってしまうと思います。

そのためにも、時期を間違えない権限委譲が必要です。そこを躊躇うと、人材が育たないどころか、いなくなってしまうからです。

もっとも、分院長として誰にでも1医院を任せられるというわけではありません。小規模ですが、普通の企業でいえば、支店長になるということだからです。そのためのノウハウの伝授がまた別に必要になりますが、そこも雇うことを決めた1日目に話をします。

ちなみに、最初にそこまで確認するメリットは何か。

正直、歯科医師を採用するのは結構大変なのです。そのため、引き抜きもあります。辞めたいと言い出したために給料をアップするといった引き留め工作を行うという話もよく聞きます。私はそうした駆け引きが嫌いなので、将来的にもそうしたストレスがないように、最初にお互いの納得ずくで、目標とそこに至るプランを決めてしまいたいのです。

## 患者さんが分かるのは技術よりも感じの良さ

医師の側の経営力にもいろいろな面があります。マネジメント力、リーダーシップ、経営理論、コミュニケーション力、会計スキル、人材掌握術などなど。確かに、そうしたものを身に付ける必要があると思いますが、それでも、成功するドクターの「絶対の条件」は、性格の良さであり、人間性でしょう。

それはなんといっても患者さんという人を相手にする商売だからです。歯科医院もサービス業であるし、接客業であることに間違いがないのですが、患者さん（お客さん）が体を預けてくる点が他と違うところです。

人間性が良い、性格が良い人が経営すると、そのことが患者さんに伝わります。性格が良いドクターは、目の前の困っている人を一所懸命救ってあげたいと思います。儲け主義でも流れ作業でもなく、一度ずつの診療に真剣に臨みます。その姿勢は患者さんに伝わります。

さらに、そういう気持ちをもったドクターは勉強に余念がないですし、腕も自分で磨きます。そうやって、技術は独立してから自然と伸びていくものなのです。

ただ難しいのは、歯科の場合、歯周病ケア、矯正、歯並び、インプラント、美容歯科などと専門分野がありますが、それぞれの専門的な技術は見せ方が難しく、自己満足になることが多いということです。治療の結果で腕の差は徐々に証明されていくものですが、一概に患者さんがその腕を見抜くということは簡単ではありません。見るからに差別化するということがしにくいものなのです。

つまり、普通の人が歯医者に行ってもそのドクターの技術力は分かりません。では何を見るかというと、ホームページを見るくらいしか情報はありません。専門分野が羅列されています。それだけで判断は難しいでしょう。治療過程の写真とか、インプラントの結果、矯正したあとの歯を並べて見て、ドクターを選ぶというわけにはいきません。結局、治療に行って、そのドクターと話をしてみて、「この先生、結構いい感じだな」「私のこと理解してくれているな」などと感じられるかどうかが重要です。

それ以上に一般的な誘引は知り合いなどの紹介です。人が人を呼ぶ紹介は大変重要です。私たちも初診にいらした患者さんのルートを統計処理していますが、やはり紹介が多い。紹介が増えないと、いくら患者さんの数が増えていても本物ではないと思っています。

その場合の内容も、「怖くない」「痛くない」「説明が的確で分かりやすい」「人当たりがいい」などです。確かに痛くないのは技術が良いともいえますし、説明が的確というのは知識の深さを反映しているともいえますが、技術の高さについては、やはりあまりよく分からないのだと思います。

だから、もちろん技術を磨くことは大切なのですが、まず打ち出すのは別のところがいいと思うわけです。紹介を増やすためにも、分かりやすい感じの良さや居心地の良さが結局大切なのです。

## 最近は勤務医として勤め上げたいという人が増えている

若い歯科医師に将来の希望を聞くと、昔は親の後を継ぐという希望が多く、開業したいという希望と合わせると全体の８割くらいを占めていたと思います。そこからどんどん開業したいという希望が多くなってきたのですが、最近は勤務医で勤め上げたいと言う人が徐々に多くなってきています。私のところに来る人の比率でいうと、今ではおよそ6割が開業（一部親の後を継ぐを含む）、そして4割が勤務医として勤め上げたいというものです。

勤め上げる場合の基本的な最終形は、やはり分院長です。もっと組織が多くなってくると、現場を離れた経営陣の一角を任せるという役割もあり得ると思いますが、現状では分院長です。1医院を任せる分院長と、その医院のナンバー2ではやり甲斐がまったく違いますが、性格によってはトップよりは二番手がいいという人もいます。二つのパターンに分かれるわけです。ただやはり、分院長をやってみたいという人のほうが割合的には多いです。勤務医として勤め上げたい人のなかで8割5分は分院長です。そのためにも、分院を増やしていく方向で私は考えています。

女性のドクターは、やはり結婚や出産という将来構想があるので、分院長ではなく、二番手がいいという人が多いようです。

独立開業と分院長を比べたときのいちばんの違いは、後者の場合、自分が借金を背負うリスクがないということが挙げられると思います。現在の開業資金の相場は最低5000万円くらいです。これは個人にとっては大きな数字だと思います。

もう一つがスタッフの管理がなくなるわけではありませんが、一人で経営するのとではストレスの度合いが確実に異なります。だから、分院長を務めると、「独立はやはり辞めよう」と思う人が多いのですが、なかには「これならばやれそうだから、一人でやってみたいかな」と思う人ももちろんいます。そのことも考慮して、私は場所選びからコンセプトまで、分院長を務める者と徹底的にディスカッションをして、お金の問題はないとしても、ほぼその人が自分で開業したのと同じ経験を積めるようにしています。そしてゆくゆくは、そのまま自分で経営したいと思えば、その人に売ってしまうというパターンもありだと思っています。

# 第5章

★戦略③★

# スタッフ全員が主役となれる組織をつくる！

一人ひとりが患者との関係を築ける体制がカギ

# スタッフ全員が主役になる組織づくりとは

歯科医院は治療におけるフォーメーションが大切ですが、ここであえて「スタッフ全員が主役」というのは、法人理念である「患者さん一人ひとりとの関係をつくる」という意味に則っています。当然、役割分担はあるわけですが、この点においては、ややお節介の方がいいです。見て見ぬふりの責任転嫁体質、指示待ちがいちばんいけないので、役割分担にとらわれない動きが求められます。

お客さまである患者さんの表情、既往症、一挙手一投足を見逃さず、積極的に声を掛け、求められる前に察してあげて動く。これが大切です。メニューを出したり、椅子を引いたりするわけではありませんが、基本的な心構えは高級レストランやホテルの接客と同じです。

患者さんをよく観察していれば、何を考えているのか、今、何を不安に思っているかはだんだんと分かってきます。これに、その患者さんそれぞれの性格や年齢などが関わってきますが、基本が分かっていれば、察することができます。

サービス業におけるこんな名言を聞いたことがあります。

「感謝、感激、感動」です。

お客さんは、口にした要求を満たしてもらったときに感謝します。ふと感じたり、思ったりしただけのニーズにすかさず応えてくれた場合に感激します。まさにプロの技なのです。ただ、その上があるというのです。思ってもみなかったことを叶えてくれたとき、そしてそのことが確かに自分が求めていたことだ、いや、この方がずっといいと思えたときに感動するというのです。

感激を与えるのが観察のプロの技だとすれば、感動は、自分をもち、心をもったプロのなせる業でしょう。

私は感動を求めたい。できれば、本分である治療で感動を与える。おもてなしでは必ず感動を提供できる、そんな医院になりたい。そのための基本が、「スタッフ全員が主役」ということなのです。

## スタッフ選びは技術ではなく人間性を重視

佑健会でも、新しくスタッフを採用する場合は、前述したように試用期間を設けていま す。本当の相性は、働いてみないと分かりません。だから試用期間です。やはりそこでい ちばん観察するのは人間性であり、性格です。最終的に、性格さえ良ければ合格です。

今は、歯科医院にも多様性が求められる時代ですが、それでもやはり、総合力のあるス タッフを欲しています。幅広く対応できる人です。歯科衛生士や歯科助手としてのスキ ル、適応性。コミュニケーション能力。そして最終的には人間性です。

ただ、一言で人間性といっても、定義が難しいのも事実です。しかも、人間力と言い換 えてみると、これは成長にともない変わっていくものでもあるので、入ってもらったあと の教育や努力も必要になります。ただ、それを受け入れて伸びていこうと思う気持ちがな いと成長はしません。その気持ちこそが人間性の良さといえるのではないかと思っていま す。素直さであり、柔軟性であり、自己肯定感と成長意欲です。

これはドクターも同じですが、ほとんどのドクターの場合、面接でいろいろと質問しても、「この処置の経験がある」とか、「得意とする分野はどこ」、などと技術部分の話ばかりをしたがります。一般的にはそこが大事なのでしょうが、私はそうしたことを、こちらからは一度も尋ねたことがありません。

スキルも年齢も重要ではないからです。例えば、佑健会でいちばん年齢が上のドクターは70代です。その次が60代後半。そうした年齢なども関係がありません。人を見て決めています。

スキルがなくても、人間性があればいいのです。どんなにスキルがあっても、完璧なスキルというのはありません。中途半端なスキルがあっても、人間性がともなわないほうが扱いにくいのです。

もちろん、技術的なスキルは患者さんにとっては重要ですから、そこは伸びてもらわないといけないのですが、人間性が良ければ、絶対に伸びます。自信をもって伸ばせると言えます。

# 患者に真剣に向き合うための組織づくりをしてきた

主体性をもって患者さん一人ひとりとの関係を築くということは、そのまま一人ひとりの患者さんにこちらも一人ひとりが真剣に向き合うということです。一人ひとりの患者さんの気持ち、状況、望みなどを知り、対応していく。それはドクターが考える治療方針もそうです。

その患者さんのことを思い、ベストの選択をします。ただ、自由診療には決して安くはないというネックがあります。しかし、多くの場合、ベストの選択をすれば自由診療にいきつくのもまた事実です。その場合に、決めつけるのではなく、他の選択肢も示しつつ、なぜこれがベストなのかということもしっかりと分かりやすく説明します。インフォームドコンセントの重要性ということにもつながりますが、それは、もちろん一義にはドクターの務めですが、助手や衛生士がその立場から補強するというフォーメーションも、患者さんに真剣に向き合っているからなせることだと思います。

そのためにはスタッフとともに、いいドクターに加わってもらって、伸ばしていくことも大切です。

ただ、最初から即戦力で加わってもらうことも重要ですが、やはり組織の下支えはある程度の技量といい人間性をもった若手に来てもらって育てることが大事です。プロ野球の世界ではありませんが、それこそ「育成と補強」のバランスなのです。

伸ばしたいと思える若手が実際に伸びていける環境整備が必要です。大事なのはやはりオン・ザ・ジョブ・トレーニングやアクション・ラーニングの手法です。できるドクターとタッグを組んでもらって、実地に学んで、吸収してもらう。あくまでもアシスタントではなくドクターですから、プライドもあるでしょうし、少なくともベースとなる知識はあるでしょう。そこをくすぐりながら、より伸びてもらうには、それができる中堅のドクターも必要になるわけです。順繰りに下を伸ばしてもらう。これはどこの世界でも同じだと思います。だから、即戦力である場合は、そうした部署にそういう立場で配置して、自分自身でオン・ザ・ジョブ・トレーニングを自らに課しながら、患者さんを治療していただいています。

別の言い方をすれば、佑健会に上がりの立場、安住していい地位などはないということでもあります。いつまでも伸びていってもらいたいというわけです。

## どんな人材にも、伸びていく環境を提供したい

組織が大きくなると、もっと幅広く適材適所でその才能を伸ばしてもらうということもできるようになりますので、特殊な例かもしれませんが、一つの例を書き添えておきたいと思います。

歯科医の資格をもった人のなかにも、いろいろな立場の人がいます。タービンという歯を削る道具を持ったことがないドクターも少なくありません。大学の教授になる人もいます。いろいろな居場所があるのです。応募される方のなかにも、「治療は苦手」という人もいます。その場合は、話し合って、ではこの分野を突き詰めてくださいと雇い、そういう場所に配置するというケースもあります。

例えば、スキャニング専門の部門を立ち上げました。これは口の中をスキャンして、歯

の一部分を修復したり、あるいは歯を失った箇所に人工の歯をつくる目的で歯型取り（印象採得）をしたりという作業を行う部門です。その光学印象のデータを歯科技工士に送れば必要な人工の歯をつくってくれます。こちらの担当者には、実際に歯を削るといった作業は発生しません。そのデータ上でコンピュータが歯をデザインする。次にコンピュータでブロックを削る。それで歯が出来上がる。３Ｄプリンタです。この方法でブリッジもできます。マウスピース矯正もできる。歯の模型を出せば、それに合ったマウスピースがつくれるわけです。データをベースにシミュレーションできれいに並んだ状態をまずつくって、そこに向かって順序立てて使用するマウスピースが50枚くらい出来上がって、それを家で交換していけば矯正できるというものです。

光学印象採得の際に患者さんに対して行う処置は、ペンより少し大きな口腔内スキャナーを必要な箇所に挿入し、スキャニングするだけです。患者さんの負担は昔に比べて大幅に軽減されています。

ある方には、その方法を取得してもらって、専門にやってもらっています。今ではそれだけで専門医院ができる時代なのです。一大産業になりつつあります。ちなみに、佑健会もそうした専門の医院をすでに３つ出しています。その方にも、一つのモデルケースとして、そうした医院ができるように頑張ってもらっています。

また、妊娠をされて少しの間、現場を離れる女性ドクターなどには、矯正の診断を学んでもらい、それを自宅からリモートで行ってもらい、現場で共有していくといった方法を採っています。

## 患者を通して常に試行錯誤し、一緒に成長する

大きな課題の一つは、スタッフが横一列で数人いたとしたら、どうしても能力の低い、高いで仕事量が偏ってしまうことです。できる人間で人間性がいいと、できない人の分も背負うことになります。フォローする傾向があるので、自ずと、その人の仕事量が多くなります。そういう偏りが私は嫌いなので、前述したように、最初からまだできない人間をできる人間とペアにして働いてもらっています。これは、そもそもはオン・ザ・ジョブ・トレーニングなので、それで早く成長してほしいのですが、そううまくいかない場合もな

いとは言いません。

ただ、こうすることで、立場がはっきりとします。分からないようにカバーしてもらうよりも、関係性が分かるので、甘えられないようになります。

逆に、能力があってできる側の人は、早め早めに役職を付けて、給料に反映させます。そうでないと、言葉を選ばなければ、尻ぬぐいばかりで給与も同じでは、不公平になってしまいます。

もっとも、いちばん大事にしているのは勤続年数です。基本としては、勤続年数が長い人はそれだけで評価しています。勤続5年ごとに賞状と金一封をあげます。社員総会で表彰します。素直に、「長くいてくれてありがとう」という気持ちです。「長くいることは容易なことではない」と思っています。

不器用でも一所懸命に努力する人は必ず伸びます。時間は掛かりますが……。できないのに努力しない人の場合は、だんだん起こす問題が大きくなります。

そういう場合は、今、勤務している医院を変えるなど、環境を変えることもあります。一度採用した人をこちらから辞めさせたくはないので、なんとかしてやる気を出してほしいと思っています。

ここで大切なのは、裏の話よりも、患者さんに相対している表で問題を起こさない、あるいは次は起こさせないという点です。

これも歯科医院に限ったことではないと思いますが、お客さん、医院の場合は患者さんに育ててもらう、ともに育つという面が大きいと思っています。

正直、常連のお客さんには甘える場合もあります。それでも、なんとか許してもらいながら、できるスタッフを育てたいのです。

医療ですから、間違っては大変なこともたくさんあります。それも含めて、あるいは本書でいちばん力説している患者さんの居心地の良さなどももちろん含めて、スタッフの善し悪し、成長度合いは、それこそ患者さんを通して分かることでもあります。

第4章で紹介した、患者さんを待たせてでも、その場で注意するというスタンスも、患者さんに甘えて行う教育であるわけです。

すべて、より良い明日のために、なのです。

# 自分とスタッフのフォーメーションで患者さんを導く

佑健会において、自由診療はもちろん私だけの専売特許ではありません。むしろ分野ごとには、私よりも腕のあるドクターを雇っています。そこは育てるより補強です。その方たちを受け入れるためにも、スタッフの充実が求められます。

一人ひとりの成長を促し、さらに彼ら、彼女たちのチームづくりに力を注ぎます。例えば、自分の意見をドクターになかなか言い出しづらい患者さんもいます。性格もありますが、仮に畏怖の念をもっていただいている場合は、なかなか反論はしにくいものです。

例えばインプラントを試したいという場合、いろいろ調べてきて、1本20万円くらいと当たりをつけてきたのに、ドクターに相談したところ50万と言われたら、誰でも「高い！」と二の足を踏むでしょう。ところが病院では値切りづらいでしょうし、「もう少し安い方法は？」と聞けたとしても、「もう少し安くなりませんか？」とは言い出せない。自分から「インプラントが試したい」と言い出した手前、それは恥ずかしくて、あるいは沽券にかかわるからと、言い出しにくいというのが大方の人だと思います。

そこで私の場合、「インプラントは高いけど、ベストな方法ですよ」とだけ言って席を外してしまいます。

そして、残りの説明、どういう選択肢のなかでなぜインプラントがいいのかという話を自分の信頼するスタッフに話してもらうのです。そのために、自分と同じように説明ができる人を事前に育てておきます。そうしたスタッフを何人育てられるかも重要です。

スタッフとならば、多くの患者さんが本音を言えます。「高いですよね」とも気軽に言える。そのスタッフが私の代わりに時間を費やしてしっかり説明してくれる。そして最後に、「でも、先生の言っている方法がベストですよ」と説明します。そのあとに私が戻ってくる。そして最後のワンプッシュをすれば決まります。

# フォローし合うのではなく、掛け算になるチームをつくる

自分が1時間使ってでも、しっかりと説明するドクターもいます。自分は、そこまでの時間は必要ないと思っています。人の腹はだいたい5分から10分で決まるものだと思うからです。だから、私が使う時間も10分から15分。早いと5分。その代わり、より詳しい説明をスタッフに任せるわけです。

患者さんに説明をして説得するのに1時間必要だとします。その1時間を丸々、自分で費やすのではなく、スタッフに任せて自分は要所で10分で済ませることができれば、計算上、同じ1時間で6人のコンサルティングができることになります。効率的なわけですが、それだけではありません。そのほうが、私がいいだけでなく、患者さんも聞きやすくて分かりやすくて納得しやすいのです。

大変なのは、私と同じことを話せるスタッフを仕立てるところです。

自分が患者さんを相手にする1時間のなかに例えば衛生士を3人、20分ずつ当て込む。

そうすると楽になるという考え方を多くのドクターがします。

私は別の考え方をします。もちろんたとえですが、自分の60分を3倍の180分にするのです。錯覚ですが、効率は3倍になります。この場合は自分の1時間を20分で切り上げて、残りの40分をスタッフ（ある意味での自分のコピー）に任せるわけです。3人の衛生士をうまく活用することで、1時間が3時間になる。あるいは自分が3人になるのと同じ効果効率が得られるのです。そういうマネジメントです。


これがなぜなかなかできないのか。それは、「だってスタッフじゃないか」という考え方だからなのです。それは違います。資格的にできない業務はもちろんありますけれど、知識を蓄えて、患者さんと話をするという行為は誰でもできるわけです。

こういう柔軟な考え方をすれば、ドクターが1人でも、その1人を2人にも3人にもして、それだけ収益を上げることができるのです。

そう考えないと、せっかく人を雇っても、自分の仕事が少しも楽にならず、収益も上がらない。給与が増えた分、下手をすれば経営がそれだけ苦しくなってしまいます。そもそも楽をしたいと考えるから間違えてしまいます。

さらには、自分が楽になるためではなく、今いる衛生士が大変そうだからもう一人衛生士を雇うということも聞きます。それでは経営はいつまで経っても楽になりません。覚悟のないスタッフは、自分が少し大変だと「もう無理なので、人を増やしてください」というものです。それでは人件費がかさむだけです。

自分や衛生士が楽をするためではなく、業容を拡大し、さらに患者さんにより満足してもらうための攻めの雇用であるべきなのです。そのための先行投資はすべきだと思いますが……。

それこそが、フォローし合うのではなく掛け算になるチームづくりです。

ドクターはだいたい、自分が頑張らなければいけないと思うものです。それはそのとおりですが、拡大するという考え方に立てば、自分の時間がいかに空くかを考え、その空いた時間で楽をするのではなく、別のことを考えるという頭にならなくてはいけないと思っています。

# 空気を読める人間こそが最も伸びる素質をもっている

私はよくミーティングで辛辣なことを聞きます。
「仕事のできない奴って、どんな奴だと思う？　逆に仕事ができる奴は？」
答えは空気が読めるか読めないか、です。その場の空気を読んで瞬時に対応できる人間は「できる奴」です。それこそ、いくら技術があっても、空気が読めないドクター、スタッフは大変です。だから、例えばどこかに商談に行くといった場合も、別にいかなる資格をもっていなくても、空気が読めるスタッフを連れていったほうがよほど次のビジネスにつながります。一緒に動くのも楽です。

確かにドクターと衛生士ではやれることが違いますが、そこが衛生士などのスタッフが、とても大切であるということの理由でもあります。単なるアシスタントではないのです。

もちろん、それだけのスタッフを育てるためには、教えるだけでなく、任せる勇気が必要です。万が一の場合は責任を取る覚悟をもって、育てる気概も必要になります。衛生士には衛生士の役割が決まっていて、そこを外れてはいけないと思っているドクターも多いようですが、それではこの業界が発展していくことはないと思います。

前述したように、最初は1医院を大きくしていこう、日本一の歯科医院にしようと思っていました。頑張ったおかげでその医院は繁盛しました。繁盛する一方で、患者さん一人ひとりへのおもてなしが損なわれてしまうことを危惧するほどに……。そんな時に、一人、ずっと一緒にやりたいと思っていたドクターに声を掛けました。中高の同期です。中学、高校は全寮制で医者、歯医者になる人は学年の半分くらいはいたのですが、高校生のときから「将来、一緒に仕事をしたい」と強く想っていた友人でした。今の副理事長です。そのタイミングだったので、私から声を掛けて分院をつくることにしたのが分院展開の始まりでした。何十件も一緒に現場を見に行くなかで「ここ」という場所に出会い、開院しました。おかげさまで今では多くの患者さんに来ていただける医院になりました。

いずれにしても、日本一になるという夢はずっと語ってきました。ただその姿形は、経験を積み、いろいろな人に出会い、視野が広がるにつれて変わっていったということです。でも、どこまで登っても、基本は変わらないのです。

# 第6章

★戦略④★

# 患者獲得にはアポイント帳を使いこなせ！

予約の取り方一つで患者数は激増する

## アポ帳をいかに埋めていくかが初めの一歩

新しい医院ができると、皆で1日患者さん何人という目標を立てます。例えば1日の目標患者数を70人などと決めます。その数字の根拠は市場調査や競合調査にもよりますが、「このくらいは来てもらわないと」という戦略上の数字という側面もあります。

そのために、内部マーケティングを展開するわけですが、ここでアポイントメント帳が大事な役割を果たすことになります。アポ帳をいかに活用するかという「技」も必要になるのです。

当初は手書きの帳面でした。帳面を示して、「ここを全部埋めよう」という話をします。どんなアポ帳を使うかはすごく大切な決定事項です。1時間に何人入るアポ帳かということです。4人なのか6人なのか。私は6人を選びました。まずはハードルを下げて皆に成功体験を与えてやる気を出させるという方法もありますが、私は最初からハードルを上げました。それが1時間に6人入るアポ帳を選んだ理由です。

1時間に6人入れば、7時間で42人です。目いっぱいに増やせば、50人から60人入る。そういうアポ帳を選んだわけです。極論すれば、もし1時間に最初から2枠しかないアポ帳だったら、すぐにいっぱいになってしまって、早くから達成感が出てしまいます。それでは成長がないと思います。

その帳面の枠に、きれいに、丁寧に予約を書き込んでいきます。きれいであれば、パッと見でも患者さんが増えているかどうかが分かります。どの時間帯は混んでいて、どの時間帯は空いているのかも分かります。全員でその帳面を毎日見ながら「ここが空いている」ことを確認します。つまりは「ここを増やさないといけない」という話をして、目標としてこの曜日、この時間帯を埋めていこうという号令を掛けます。

もちろん、アポ自体は患者さん個々の都合にもよるので、無理強いはできませんが、少し、こちらの事情を分かったうえで、受付がマネジメントするというか、有り体にいえば「誘導」するわけです。

最初の頃のアポ帳を見返してみると、日によっては3人しか患者さんがいない。なんとか埋めていって15人になってもまだ空きが目立つ。そんなふうに視認できると皆の心が一つになるものです。

結果、3カ月も経つとだいぶ埋まるようになりました。それでもパッと見ても、例えば土曜日のこの時間帯が少ないというようなことが分かります。では、この時間帯はなぜ埋まらないのかを皆で検討します。例えば4時は3人入っているけど、4時半はゼロ。3時は2人入っているけど、3時半はゼロという場合もありました。30分忙しくても、次の30分、空いてしまうわけです。

空いた時間を埋める方法は、患者さんをいかに、その時間に誘導できるかが重要になります。それが分かるとスムーズに埋めていくことができるようになります。

もちろん、これだけでは総体としての患者数は増えないのですが、まずはその意識をもつことが重要なのです。にぎわいを演出できると、患者さんがご家族や友人など、次の患者さんを連れてきてくれる確率が高まります。

# アポ帳を見返して自社の状況を分析することが大事

１年経った段階での年末のアポ帳を見ると、午前中はパンパンに入っていました。ところが、午後はそこまで強くない。特に午後４時から６時が埋まっていない。ここは小学校が終わったあとにお母さんがお子さんを連れてくる時間帯です。そこが弱い。そんなふうに、自院の強い部分、弱い部分がはっきりしてきました。実は、その時間帯が埋まらない歯科医院は弱い歯科医院なのです。

逆に、子どもが多い歯科医院はいちばん患者さんを呼び込みやすい医院です。前述したように、子どものあとには両親が、そのあとには祖父母がやってくる確率が高いからです。だから、子どもの勧誘には力を入れないといけません。

そうした認識はブログや外に出す看板に何を書くかにも当然、影響していきます。

最初の医院は、そもそも子どもの患者さんがゼロの医院だったので、この部分がいちばん苦労し、２年掛かりました。

なんとか2年後には子どもの患者さんも増え、全体の患者数が70人くらいになって、目標を達成しました。

もう一つ、アポ帳に記載していることがあります。それは、色別で、予約どおり来院されたか、電話でキャンセルが入ったか、連絡なしで来なかったかという印です。アポ帳を使っている医院は少なくないのですが、見せてもらうと、誰がいつ来るか分かればいいということなのか、乱筆な場合が多いのです。それでは視認性が低いので、しっかりと定規を使ってきれいに書くことを徹底してきました。

今では、アポ帳は卒業してコンピュータの予約システムを活用していますが、見るべき点は同じです。

整理すれば、自院の予約の状況を可視化できる。空いているゾーンがどういうゾーンかが経験上分かる。では、そこをどう埋めていくかを次に考えるということです。

# 無理強いにならない範囲で、患者さんのアポイントを誘導する

まず大切なのは、スタッフの意識付けです。そこから無駄のない、もちろん自然な誘導を交えていきます。

例えば「1週間後以降で大丈夫な日がありますか?」「何曜日がいいですか?」と聞いて、「この日でお願いします」と言われる。「午前、午後どちらがいいですか?」と聞くと、「午後」と言われたとします。そのあとで、必要に応じて少しだけ誘導します。例えば、「午後何時くらいがいいですか?」と聞きながら、「この時間帯、すごく空いてますけど」などと勧めます。

もちろん、こちらで強制することはできません。患者さんは、特に働いている人は1時間とか30分の差が大切な場合が多いので、無理強いはしません。

ましてや、こちらから決めつけて「次回はどうします? 1週間後の何月何日の4時でどうですか?」と言うわけにもいきません。例えば今日は仕事が終わって7時に来ている

のに、「4時に来られるか」と聞いているのですから、無理強いになりかねません。もちろん医師である以上、患者教育も必要なのですが、最初からはできませんし、教育は何もこちらの勝手な事情を押し付けることではありません。

あるいは、今日歯型を取ったのに、歯が出来上がる前に来てもらっても意味がありません。今日、歯茎が腫れて薬を入れたところなのに、明日来てもらっても何もやることはありません。大事なのは、そうした段取りをまずしっかりと示すことです。

そのうえで、ドクターであれば「今日、お薬を入れたので、4日後くらいに経過を見たいのですが、何月何日付近で空いている曜日はありますか?」などと聞くのが自然です。その際に、少しだけ誘導できるか試してみる。そうした小まめな調整が大切なのですが、その役目は受付に任せます。

誘導といっても、あくまでも患者本位でできるところを少しずつずらしていくわけです。そもそも待ちの営業ですから、できることは限られています。来てくれた人をどう取り込んでいくか。ここに来てよかった、もっと早く来ればよかったと思ってもらうようにしっかりと内部マーケティングを行って、インフォームドコンセントも的確に行い、次の予約につなげていきます。アポイントの基本は、なるべく患者さんの来たい時に入れてあげることです。聞き方一つで、「優しいな」「丁寧だな」と思われるようになることが大切です。

## 安心安全のために、回数多く来院することを納得してもらう

次に、回数多く来てもらうように誘導します。例えばAさんという患者さんが今日、抜歯したとします。大丈夫だろうと思っても、万が一のこともあるので、「明日もう一度診させてください」と声を掛ける。1週間後で大丈夫だろうと思っても、「3日後にまた診させてください」と言う。そうやって連続で予約を入れてもらって、来院回数を増やす。

もちろん、無理に、ではなく、また無駄に、でもありません。ただ来てもらうのではなく、しっかりとした診療プランを立てて行います。自院が空いているのであれば、連続で早く来てもらって早く終わらせる。そこを嫌がる人はいないと思います。

もっとも歯科医院での治療は、一度に短時間で、いつ終わるのかが分からないと思われ

る場合が多いものです。しかし、それは仕方ないことなのです。

例えば根っこの治療などは毎回、毎回、少しずついじられて終わるという感触をもっている人が多いのですが、それしかやりようがないのです。短時間ずつの治療に間隔をおいて通ってもらうしかない。そうでないと悪化してしまいます。それは事実なので、そこもインフォームドコンセント、しっかりと説明をして、あいまいにせずに、小まめに予約を取っていただくようにします。

だから、次回の予約の必要性はやはりドクターが伝えるのがいいと思います。そのうえで、納得してもらってから、帰り際に受付で細かく決めていくという流れです。

新患はなるべく来たい時に入れるようにしています。最初に、自分の行きたい日時に予約が取れるとうれしいと思うからです。だから、多少、その日時が混んでいても、そこはできる限り入れてあげます。これからしっかりとした関係性を構築しないといけないからです。

そのために、場合によってはすでにしっかりとした関係性を築いている人には少しだけ待ってもらうということもあります。関係性が良好であれば、許してもらえると思います。もちろん、人を見誤ると取り返しがつかないので、この方法は常套手段にはなりませんが、そういうことも正直、たまにはあります。

## 3カ月ではリスクが多いから、1カ月を勧める

歯科医で診てもらった時、特にはっきりとしたインフォームドコンセントもなく、「次回は3カ月後」と言われたことがありませんか。これは、実はあまり深い意味がなく次回を設定している場合が多いのです。3カ月後というのはリコールということですが、その意味をしっかりと説明しないと、その患者さんとの関係性はそこで切れてしまいます。それは自院の経営にとっても良くないことですし、患者さんのことも真摯に思っていない行為です。

もしリコールでない「様子見」ならば、3カ月も空けたら、どうなるか分からないのですから、「1カ月くらいで来てください」と言うほうがプロなのです。

「経過を見たい」の一言も大事です。それは嘘ではない。来週でもいいですが、今週のほ

うがよりいいと私は思います。

細かなことですが、例えば差し歯をしたりとか、入れ歯を入れたりしたときに「使っていれば慣れてくるので」という言い方をよくします。もう一つは「1週間後に様子を見ましょう」とよく言います。

この二つの言い方も私は極力しないようにしています。

なぜならば、まず「慣れる」というのはあり得ないことだからです。入れた歯が噛んで硬いとか、違和感があるとなれば、何かあるわけです。それは決して慣れるものではない。もう一度しっかりと調整してあげないとよくなりません。だから「慣れる」という言い方はできるだけ使うべきではないのです。

## 「様子を見ましょう」は禁句。はっきりとした提案が患者を増やす

もう一つが「様子を見ましょう」。「様子を見てどうなるのか?」という話です。そうで

はなくて、こちらからすれば、どうなるかというパターンは分かっているので、そのどれなのかということを経過観察で知りたいわけです。どの処置についてもそうです。だから、相手任せの「様子を見ましょう」はおかしいのです。

つまりは「様子を見ましょう」ではなく、「経過を見させてください」なのです。歯を抜いた次の日に痛みが治まるなんてことは絶対にないので、例えば「明日は痛いので、痛み止めを飲んでください。ただ万が一痛みが3日続いたら、何かおかしいので、その場合は必ず連絡くださいね。その後、こういうふうに傷が治っていくので、1週間くらいあとに一度、経過を見せてください」としっかりと説明する。あるいは「明日、消毒しますね」というふうに来てもらいたい明確な理由がある場合は、しっかり説明して予約につなげるのがあるべきドクターの姿です。そこをスタッフ全員でフォローしていけばいいのです。

最初に勤めた医院のドクターに、「様子を見ましょう」は良くないと徹底的に教育されました。私もその前1年間、大学病院に勤めていて、その言葉が実は染みついていたのです。そこで「確かにそうだな」と納得しました。

しかも、「様子を見ましょう」と言われただけで予約も取らないでいたのでは、痛くならなければもうその歯科医院には行かないと思います。それでフェードアウトになってしまう場合がすごく多いのです。

フェードアウトではなく、「終わり」ならば「終わり」とはっきりと告げて、終わらせる。そのためにも必ず、例えば「1カ月後に経過を見せてください」と言う。それで経過を見て大丈夫ならば、本当にそこで終わりでもいいのです。

患者さんもそのほうが絶対に安心なのです。もしまた痛み出したら、歯医者に行こうと思うはずですが、「様子を見ましょう」と言われてすでに半年も1年も経っていてフェードアウトした医院にはもう行かないという人が多いと思います。別の歯医者を探すという行動を取るのではないでしょうか。

逆に、しっかりと「終わり」と言ってくれた歯医者なら、「どうしたのだろう。また診てもらわなくちゃ」と思うはずです。治療のときのやり取りを含めた体験が良く、信頼に足ると思えばそうなります。

あるいは、まだケアしてもらっている状態であればそれこそ、気軽に行けるはずです。

だから私は1カ月後でも3カ月後でも、必ず予約を取ってもらうようにしています。「忙しいから分からない」と言う人も少なくないと思いますが、「別にキャンセルしてもいいので、とりあえず取っておきませんか?」と促します。前述のとおりです。とりあえず予約を取ると、ほとんどの人がキャンセルなしに来院されます。「分からない」と言いながら予約をした人も必ずと言っていいほどやってきます。逆に、予約せずに帰った人はまずリコールには現れません。そんなものなのです。

患者さんというのは忙しい人も多く、もっと間を空けたいと思う人も多いのです。治療方針についても、しっかりと正しい判断を伝える必要があります。しかし、そこはやはりプロとして多少ぶつかってでも、しっかりと正しい判断を伝える必要があります。話し合うことによって、患者さんの知識も増えていきますし、納得もしてもらえます。すべてコミュニケーションです。ベースはやはり、患者さんと真摯に向き合うということです。これも、専門医としての務めでもありますし、結局はおもてなしの気持ちの表れなのです。

患者さんを教育することで、患者さんにはもっと本気で治療に取り組んでもらいたいので、ほかのドクターにも「患者教育はしっかりやらなくてはいけない」とよく言っています。私たちはプロとして、こういう手順があって、このとおりにしないとこうならないという法則を知っているので、それを一所懸命に患者さんに伝えて、患者さんもそこから知識を得て納得してもらう。だからこの治療は金額が高いのも仕方ないのだと納得してもらいたいのです。

医療において患者さん主体にするためには、時には患者さんの意見を否定して、言うことを聞いてもらわないといけないというバランスも必要だということです。

## 強い月と弱い月という常識をまず知ることが大切

1年のサイクルを知ることが重要です。患者さんが自然と増える月（強い月）と減る月（弱い月）が決まっているということです。

ずばり、強い月は3月、7月、10月～12月です。3月はまず31日ある大の月です。加えて期末で春休みがある。だから会社員の方など、ここまでに終わらせてほしいと思う人が多い。さらにお子さんが家にいる時間が長い。7月は夏休み。10月から12月は年末に向かって治療をしておこうと思い立つ期間です。

逆に弱い月、つまり患者さんが増えにくい月は1月、2月、5月、8月です。1月は正月休みで、2月も28日で日数が少なく、しかも年始だからあまり動きたがらない。歯のケアなどはおろそかになってしまうものです。５月はゴールデンウイーク、８月はお盆休みが入る。

残りの４月、６月、９月は増えもしないけれど、減りもしない月です。

ここで大事なのは、そもそも強い月に頑張るのではなく、弱い月に患者さんを減らさないように努力することです。それができる医院が強い医院です。これを私は最初にスタッフに教えます。減る月で減らないようにする。この法則を知らないと、ずっと増えたり減ったりする落ち着きのないグラフになってしまい、疲弊してしまいます。そうではなく、弱い月になんとかキープするようにできれば、強い月には意識せずにやっていても大きく増え始めるものなのです。そうすれば右肩上がりのグラフになります。強い医院になります。弱い月に減らさないためのミーティングを３カ月くらい前から常に行って、対策していくことが大切です。

## レセプトを意識できれば、勝てる経営ができる

医院の経営で、レセプトほど大事なものはありません。レセプトを知らないドクターはいません。しかし、深く理解しているかどうかは別問題です。

ここに3人の患者さんがいます。Aさんは1月に3回来院されました。Bさんは1回で、Cさんも3回来院されました。来院人数は延べなので7人です。

レセプトのほうは、3人なので3枚です。実は、来院人数よりも、このレセプトの枚数が経理上重要なのです。この枚数を上げていくことで病院経営は成り立っていくのです。

もちろん、来院人数が多くなれば、必然的にレセプトの枚数も増えていきますが、そこにはコツも必要になります。それこそ、予約日をどうマネジメントしていくのかということと大きくかかわってきます。

ここは、先に説明した、早いサイクルで回数を稼ぐということと矛盾する可能性もあるのですが、その場合は、来ていただく回数をさらに増やすか、月の後半であれば、少しだ

け期間を調整することで成り立っていきます。

どういうことかというと、

Aさんは1月10日が初診で、来院回数は3回です。小まめに、という考えだと1週間に一度の診療が基本になるので、17日、24日で終了です。しかし、レセプトの仕組みを知っていれば話は変わります。17日の次に、24日ではなく、少しうしろにずらして2月1日に予約を入れてもらいます。すると、月をまたぐので、レセプトは2枚になるのです。

「次、いつ来られます？」と聞いて「じゃあ、来週ね」。「来週ちょっといっぱいなんですよ。2週間後ではだめですか？」「全然いいですよ」。

これを全員にやっていきます。もちろん、それでは都合が悪い人、本当にもっと早く来てもらいたい人は当然別です。その調整で問題ない人だけが対象です。例えば、調整の結果、次の月にずらせた人が10人いたとすると、レセプトが10枚ストックされた状態で次の月にいくことができます。これを知っているのと知らないのとでは、1年後に何百枚というレセプトの枚数の違いになるのです。

都合が良く、次週になっても問題ない人にとっては、むしろ毎週来なくて済むというのは悪いことではないはずです。患者さんにも悪い話ではないということが当然重要です。

例えば3回の治療計画で、10日後、2週間後というのは自然です。そこを計画的に差配するわけです。

## 弱い月にこそ、レセプトを増やすようにマネジメントする

レセプトを意識したアポ取りを、強い月、弱い月と合わせてマネジメントしていきます。例えば、ある分院で8月のレセプトの枚数が250枚で9月に入りました。その場合、9月は落としてもマイナス10枚以内でキープしてくださいとはっぱを掛けます。それができれば、10月から12月は強い月ですから、一気に業績は上がります。そういうふうに弱い月でキープできるところは絶対に強いのです。そのためのミーティングをしっかり行います。もっとも、10月になってももちろん手を抜いてはいけません。年末は飛び込みを含めて新患が増える月なので安心なのですが、そこで皆終わりにしたら年が明けた途端、ストックがゼロになってしまいます。なんとか年末までの勢いを、1月につなげなくては

いけません。そのためにはできる限り、治療している患者さんを12月で終わりにしないことです。1月にまたがることができれば、そこでレセプトの数が落ちずに済みます。そういうことを1年間繰り返していきます。もう一つの指標は前年同月比です。そこで過去の自院に負けないように頑張るのです。

最初の医院では、5年掛かりましたが、最初50枚だったレセプトを月間1000枚まで増やすことができました。

ある患者さんの治療が終わっても、新患がやって来ます。ただ、新患が20人で、治療が終わる人が20人ならばプラスマイナスゼロで業績は変わりません。そこで、可能な患者さんは次月まで治療や診療を延ばす。終わりが15人ならば、5人増えます。そういうイメージです。

その先につながるのがリコールです。3カ月で15人中、何人戻ってきてくれるか。大切なのはリコールと、初診のバランス。そして終了とのバランスです。

リコールの患者さんを増やすには、例えば、来院された目的である虫歯を治して終わりではなく、定期健診に来るべき必要性をしっかりと説明して、メンテナンスにもっていくというマネジメントが必要です。虫歯1本の治療でも口の中を全部診られるチャンスですから、しっかりと診て、計画を立てて説明するようにします。場所も良く、そのうえでこうしたマネジメントを徹底できれば、必ず繁盛する歯科医院になれます。

肝はレセプトです。例えば、いちばん良い患者さんはお母さんとお子さん2人などです。この場合、アポイントの入れ方が午後2時、2時半、3時とあるとしたとき、2時に3人まとめて取る人もいますが、私は時系列で縦に予約を入れてもらいます。お子さんの状況説明をお母さんにしたいので、必ず小さい年の子から入れていきます。それは小さい子は待てないからです。だから5歳、7歳、お母さんとすれば、その順番に予約を入れます。こうすれば交代、交代、交代という診方ができます。まず5歳児、次に7歳児。最後にお母さんを診ているときは2人で待ってもらいます。いちばん安心な状態だと思います。

レセプトのほうは、この親子が例えば4月10日に初診で訪れたとします。3回掛かるとして、5月15日、6月1日などに予約を入れます。そうすると、レセプトは3人で3枚ずつ、合計9枚になるわけです。こううまくいけば最高です。

こういうことをすべての患者さんについて考えます。極論すれば、この循環がうまくいけば、新患の数が少なくても、十分にやっていけるわけです。

# 第7章

# 患者に選ばれる歯科医院とは

## 多くの人に愛される歯科医院を目指して

# メッシュ構造の組織ならば情報は8割上がる

規模が小さいうちは、組織のすべてを自分で把握できます。しかし、人が増え、分院ができ、さまざまな担当部署を設置し始めると、組織のすみずみまで把握するのは到底不可能です。

経験上、一人で把握できる人数は8人くらいが限界だと思います。理想は3人から5人です。だから、当院では誰でも把握できるであろう3人を単位に組織図をつくっています。一人の下に3人付けて、そのそれぞれにまた3人ずつを付けるという繰り返しで、メッシュ構造と呼んでいますが、細かな階層を構築しています。一人は自分の下の3人を常に気に掛け、そこからの情報を集め、自分の上に必要な情報を上げていきます。

そうやって情報が最終的に私のところに上がってきます。逆に、私が伝えたいことは、その網の目を逆に通って全員に伝えられます。

私のすぐ下の4人（各部の部長）は、自分と同じように他者を指導できる人材に育てています。そこから下へ、下へと私の意思が伝達されます。

だから、現場での治療などの場を別として、経営者としての私が直接やり取りするのは、今ではほぼその４人だけになっています。

時に、この構造を飛び越えてくる情報もあります。下からの進言です。ということは、その間、私の場合は各部の部長ですが、そこが機能していないという証左です。問題を解決せずに放置しているということなので、吟味したうえで、そこを入れ替えるということも時に行います。

ちなみに現在の組織は、理事長の下に副理事長がいて、その下に4つの部があります。矯正部、一般診療部、訪問診療部、事務局です。その次の階層がエリアで、関東、関西、千葉、東京、埼玉とあります。各部の長は部長で、私が情報を吸い上げる相手で、その下の各エリアの長がエリア長です。そして各エリアに分院があり、分院ごとの長が分院長です。

各分院のなかは医院によって、一般診療、インプラント、矯正、補綴などさまざまな科に分かれています。ドクターのほかに衛生士がいて、技工士と連携する係もいます。それぞれに責任者をおいています。役職としての名称は特にありません。リーダー、責任者です。衛生士の責任者や受付の責任者などです。その下にいろいろな係があって、係長相当のサブリーダーをおいている医院もあります。

ドクターやスタッフとのコミュニケーションという意味では、年に一度ですが、社員総会やグループ会を開催して、そこで私が講演をするというスタイルを取っています。さらに、これも1年に一度、一人5分を目安に全員と理事長面談を行っています。200人を超えていますので、少ない時間のようですが、これがやっとです。以前は前述したように給与を渡すときに一人ひとりと面談していたのですが、それも今では難しくなっています。

ただ、気になることがあればもちろん直接確認しに回りますし、皆に声を掛けます。治療中などにも、ここまでにも書いてきたように、必要な注意を行います。

幹部間での意見や情報のすり合わせとしては、毎月理事会を開催しています。それでも、私にはどうしても直接情報を上げてこない分院長もいます。その場合は、その上のエリア長に託します。現場に指導に入るコンビニのエリアマネジャーのような具合です。必要に応じて、しばらく常駐するというケースもあります。

問題というものは多かれ少なかれ結果に表れてくるものなので、業績が安定していて、クレームもなければ、多分大きな問題はないと思うようにしています。逆に業績が思わしくないと、何か隠された情報があるものです。そう思われる場合は、密なコミュニケーションで改善していくしかありません。

例えば、ある分院で業績が思わしくない。なかなか改善しない。そこの分院長とヒアリングの機会をもったら、案の定、やると言っていたことを何一つやっていないということが分かりました。

そんな調子で、分院経営に関しては、業績が思わしくないところの原因を探るという方法を採っています。

ただ、その分院長のように、やると言ってやっていなかったような場合も、すぐに交代というようなことはしません。3回はチャンスを与えます。それでも改善しない場合は、そういうリーダーにはおおむねスタッフも付いていかないので、降りてもらいます。

これがメッシュ構造のおおむねすべてです。私のカウンターパートである各部長はその下のエリア長から情報を吸い上げます。ただ、見ようと思えば、メールもグループラインも私がすべて見られるようになっています。ただ、それはいわば非常口のようなもので、基本的には報告を待っています。

## さまざまな経営者やベンチャーキャピタリストに学んだ

ここまでに説明してきたマーケティングや人材育成、組織づくりなどは、開業して1年半くらいの間に歯科医院以外のさまざまな会社の経営者や経営幹部、ベンチャーキャピタリストなどにお会いして、彼らのノウハウを吸収させていただいた結果です。

当時から私は歯科業界のなかでトップになりたいと思っていました。そのためには歯科医院の現在のトップに学んでも後塵を拝するだけなので、違う業界の会社、そのなかでも売上も大きく成功した会社のトップに学ぼうと思ったわけです。

そこで、紹介がなくとも一か八かの電話アポも含め、積極的にアプローチして、ベンチャー企業の社長、ベンチャーキャピタリストの方などにお会いしました。日本を代表する医療法人や調剤薬局の経営者にもお会いしました。

皆さん、お時間があれば気持ちよくお会いくださり、また嫌がることもなくいろいろなヒントをくれました。感謝しかありません。

そのなかで面白い傾向も知りました。中堅企業のオーナー経営者のなかには、歯科の医療法人を経営しようとしている人が少なからずいらっしゃるのです。しかし皆、うまくいっていない。やはり歯科は専門性が強く、医者もそうですが歯科医も、同じ医者、歯医者の言うことしか聞かないという習性があるからです。だから、やはり自分のように実際に歯科医のライセンスをもち、治療する人間が経営をしていくほうがベストだということを確認しました。

歯科医師業界はここまでにも書いてきたように、さまざまな問題を抱えています。それは外から力ずくでは変えにくい。中からしか変えられない。だから、大きな可能性も感じたのです。

また、ベンチャーキャピタリストとしては、日本テクノロジーベンチャーパートナーズCEOの村口和孝氏に懇意にしていただきました。さまざまなベンチャー企業のほか、調剤薬局大手や介護事業者などにもハンズオンで投資をしている方です。

いろいろなアドバイスをいただきました。歯科医院に投資をした経験はまだないそうですが、お話を聞いて、どの業界も基本は同じなのだということを知り、心に響き、分院展開の礎となりました。

# 常に、「患者さんは死ぬかもしれない」という覚悟が必要

本書では、これまで何度も医院もサービス業であると力説してきました。だから患者さんに選ばれる歯科医院として大切な観点は、おもてなしと技術の両面であるわけです。前者は患者主体で、後者は医者主体です。歯科では多くの場合、患者さんは手術が必要とか、命に関わるということは少ないので、少し気軽に考えているところがあって、だからこそ自分主体でしっかりと判断できないという傾向があります。

これが「悪い病気かも」「命に関わるかも」という心配を抱えた場合は、病院に行く前に、多くの患者さんやその家族が、インターネットを駆使して病名や治療法を探します。時には考え過ぎであったり、頭でっかちになって医者の言うことも信じなかったりと悪影響がありますが、真剣に自分の体のことを考え、正しい知識をもって医者の診察に臨む場合が少なくありません。そのために、インフォームドコンセントもしっかりと理解できるわけです。

歯医者の場合にも簡単な話で済まないケースもないわけではありませんから、ドクターがしっかりと説明、指示することが必要になります。

そのために、私はドクターを教育するときは、「患者さん死んじゃうよ」と脅します。私もそう言われて教育されました。歯科医は、心のどこかで「患者さんが死ぬことはないから」と思って、気が緩むことがあるのです。それは大きな間違いです。体を預かる以上、相当の覚悟と高い意識で当たらなくてはいけません。

例えば、過去に心臓の手術をして、血液をさらさらにする薬を服用している患者さんの手術をすることになりました。その薬を飲んだままだと血液が止まりにくいので、担当のドクターが独断で、その薬の服用を一時止めるように患者さんに指示を出したのです。

オペの直前にそのことを知って、つい声を荒げてしまいました。それで大丈夫な確率のほうが高いかもしれませんが、心臓に関して私たちはプロではありません。勝手な判断で薬を止めて、もし万が一、オペ中に血管が詰まって死んでしまったらどうするのか。私たちに命の責任は取れません。だから、「当日だけど、今日はやらないほうがいいと思うよ」と言いました。そのくらいシビアに考えないといけないと思っています。

# インフォームドコンセントがなぜ重要なのかを問い直したい

患者さん第一に考えるのは当然ですが、たとえ患者さんはそれで了承したとしても、命に関わることにはより慎重になるべきです。今は医者の立場は弱い。すぐに医療ミスで訴えられます。これは歯科でも同じです。

完璧はないのです。完璧なオペをしても、そこがまた悪くなる可能性はゼロではない。だから、どこに落としどころを決めて患者さんと合意するかどうかなので、基本的には信頼してもらうことがすべてでありながらも、それなりの保険を掛けておく。それができないのであれば中止するという勇気も時に必要になるのです。許諾書もそうですが、しっかりと説明をして、その記録をカルテに記録するなどのルーチンをしっかりと行って、あとから問題が起きても対処できるだけの準備をしておく。それでも止めるべきと思う時もあるという話です。

インフォードコンセントが大事なのは当然ですが、そのためにはドクターがしっかりとその状態と可能性について理解していなければ始まりません。

## 最も必要なのは「徳」と「仁」に尽きる

医療もサービス業ではあるものの、やはり特殊なサービス業だと思います。人の体にメスを入れたり、歯を削ったりといった治療を加える役割です。だから、どうしてもどこかで上から目線になりがちなことが多いのです。本当は、「来てもらってありがとうございます」なのです。なぜならば、患者さん＝お客さまだからです。だとすれば、代金をもらって「ありがとうございました」が普通だと思うのです。「買っていただいて、ありがとうございます」と同じです。高級店であれば、外まで見送ってくれる場合もあるほどです。歯科医院ではそこまでやらないですが、本来はやらなくてはいけないと思っています。

自由診療であれば、決して安くないお金をいただいて、しっかりと治すのは当たり前です。それでも、「ドクター」とか「先生」と呼ばれる仕事の場合、どこかで上からの目線でものを言ってしまいがちです。

きちんと患者さんと向き合って、目を見て、頭を下げて挨拶をしたり、必要な場合は謝ったりもできます。外に出ないまでも、患者さんが外に出るとき、診療室であればせめて診療室から出てドアを閉めるまで目で見送ります。

だから、私は最初に、そこに取り組んだわけです。今でもそうです。忙しくても出て行く患者さんに対して一声掛けるということを徹底しています。技術もさることながら、その姿勢が大事なのです。それが本当の意味でのサービスだと思っています。

おかしなことをやったり、しゃべったりしても、病院だから許されるということが多いように思います。「様子を見ましょう」もその類いです。

確かに、医者はへりくだってしまっては務まりません。患者さんに指示し、導く立場ですから難しいのですが、ドクターは「お医者さま」ではありません。医療の世界でいちばん大事とされるのが「徳」であり、「仁」です。そこを忘れてしまえば成り立ちません。極論すれば、最後は、その二字だけでいいと思っています。

言い換えれば、人間性こそがすべてなのです。だからこそ信頼できるドクターになれる。慕われる存在にもなれる。そのためには、結局のところ、どこまで目の前の患者さんのためになれるか。その人のことを思えるか、です。そして、結果を出すことです。そのためには当然、技術も必要です。

最近は組織が大きくなってきたので、礼儀や髪型や服装、言葉遣いなども大事だと思っていますが、本来、そうしたことは関係がないと思っています。髪の毛がぼさぼさであろうが、言葉遣いが乱暴であろうが、そうした「形」ではなく、どれだけ心をもってやるか、嘘をつかずに結果を出すか、ということが大切でしょう。だから私は今後も、そこにいちばんにこだわりたいのです。

## やはり、最後は人間性の善し悪しに尽きる

面接をしていてもその人物の人間性は分かります。上辺だけ繕っても、時間が経てば化けの皮は剥がれます。採りたいなと思う人間は、やっぱり人間性のある人です。歯が痛い

と言う目の前の人をなんとかしてあげたい、治してあげたいと心から思う人間性です。人間性さえあれば、技術はいくらでも伸びる。人間性があれば、一所懸命になれるからです。ドクターであれば、誰だって最低限の知識と腕はあるはずです。あとは、その人間性で腕を上げていけばいいのです。

ところが人間性にかける人は、どうしてもどこかで適当になってしまう。器用であれば、ある程度はできます。しかし、やっぱり最後は人間性のある人が抜いていきます。技術とコミュニケーション力が必要ですが、どちらもあったとしても、人間性の足りないドクターには、患者さんがやって来ないものなのです。

「徳」と「仁」をベースにした人間性まずありきで、そこからコミュニケーション力、マーケティングのノウハウ、技術の上達を突き詰める。それが歯医者だけでなく医療従事者の成功の秘訣だと確信しています。

# おわりに

歯科医院を開業するにも立地条件は重要です。将来的に開業したいといって佑健会に入ってくるドクターの多くも、医院を出したい場所の希望をもっています。どのような歯科医院にしたいというよりも、場所の希望のほうが圧倒的に多い。あるいは、「流行るところに勤められるようお願いします」とストレートに言ってくるドクターもいます。

私はそうした希望を時期を見て、一緒に動き、一緒に考えて、叶えてきています。ただ、良い場所であればあるほど、当然ながら、なかなか物件は出てきません。業を煮やして「ここでもいいか」と開業すると、たぶん、失敗するので、そこは気長に待つしかありません。

２０２０年7月に東京都品川区の戸越銀座通りに医院を出した時は、探し始めてから2年ほど掛かりました。

実はそれ以前から武蔵小山の駅前に建設が決まっていたタワーマンションに出したいと思い、入居者募集のタイミングで真っ先にプレゼンをさせてもらったのですが、当初は病院や歯科医院を入れるつもりはないということで断られました。しかし、しばらくして幸運にも考えを変えていただき、入居することができました。それから間もなく戸越銀座の物件が決まったのです。

さらに、本書の執筆時、西小山に医療モールができる予定です。そこにも歯科医院を出したいと思っています。そこに出すことができたら、例えば武蔵小山では矯正歯科を専門とし、西小山で一般診療を行うといったことも可能になります。

さらにもう1軒、旗の台にも狙っている物件があります。旗の台には昭和大学がありま す。ここで分院長になりたいと言っている人間は、この大学の出身者で近くに住んでいます。土地勘があるわけです。

ここで言いたいことは、第6章で触れたドミナント戦略です。東京にお住まいでない方には分かりにくいと思いますが、今挙げた地名は、すべて近くで、それぞれ商店街や住宅地、そして大学を抱えている、いわば一等地なのです。そこに医院を出すことができれば、面でその商圏を取ることができます。特定地域内でのシェアの拡大です。

私が目指すのは歯科業界の革命であり、日本一になることです。そのためには日本一、いや世界一の街といっても過言ではない銀座の一等地に自社ビルを建て、1階から一般診療、矯正、インプラントといった総合歯科モールをつくりたいとも思っています。海外からも患者さんがやって来るようなモニュメントをつくりたいのです。

海外はすでに予防歯科が全盛です。日本はそれに比べると10年は遅れているといわれています。それは事実かもしれませんが、日本の医療の質は、世界のなかでも群を抜いていると信じています。例えば米国はすべて自由診療です。そこに追いつけ追い越せが、私の夢です。

歯科業界の場合、1医院の年間売上が1億円を超えると大成功といわれます。その規模の歯科医院は日本全体のわずか7％です。佑健会が新規開業する分院はすべて1年以内には売上1億円を達成しています。なぜそれができるのか。やっていることは、本文でお書きしたことだけです。

歯科業界を変革するために、今後は合併統合にも力を入れていきます。2020年10月25日には、医療法人奉優会モアナ歯科クリニック（拠点：埼玉県川口市、理事長：吉田 元氏）との統合に合意しました。開業8年でスタッフ100名の医療法人です。これを合わせて、ドクターとスタッフ合計で300人以上を擁し、全国25カ所に歯科医院を展開する日本最大級の医療法人になることができました。

2023年度を目安に、最低100医院以上のネットワークを築きたいと思っています。

高齢により医院の経営を任せたいと思っている方もいますし、自分がやりたい専門性を極めるために、経営そのものは誰かに任せたいというドクターも少なくありません。私はM&Aの方法も駆使しながら、そうした方々の受け皿にもなりたいのです。そうやって、Win-Winの関係を広げていきたいのです。

フランチャイズ方式なども含め、当初はコンビニエンスストアのような医院展開を考えました。高級ではないけれど、そこそこのものがなんでも揃うお店です。今では自分が経営理念の好きなスターバックスのように、どこに行っても普通よりも高いけれどもおいしいコーヒーが飲める、いささか高級感のあるチェーン、そこから自由診療専門のセカンドラインが生まれるといった展開も考えています。地域の人たちの待ち合わせ場所にも使われ、中には、オリジナルのビールやワインを提供している高級志向の店舗もある。そんなイメージです。「歯科医院は、佑健会だったら間違いない」という意識が生まれるような医院展開がベストだと思っています。

医院を出すには、開設者と管理者が必要になります。現在は私が全医院の開設者になっています。開設者は理事長です。各分院の院長は管理者でなければいけません。彼らは全員法人の理事でもあります。

医療法人の場合、株式会社の株主総会に当たる決議機関は社員総会で、理事会は役員会のようなものです。株式会社で例えば役員100人はあり得ませんが、医療法人で分院規模が大きくなると、そうした事態にもなりかねません。

分院長はドクターですから、組織の経営が得意とは限りません。実際に理事会を開催しても、発言する理事は限られるのが常です。そのために、実際の経営はエリア長や部長が見るという組織づくりを進めていますが、いまだ試行錯誤の毎日です。

将来的に自分はどうすべきか。私も現在では週に数回診療を続けていますが、後々は、経営に集中すべきだろうと考えています。

本書は、そうした私の決意表明の場でもあります。お付き合いいただき、ありがとうございました。

河野恭佑（こうの きょうすけ）
医療法人社団佑健会 理事長
株式会社デンタス 代表取締役社長
2009年に東京歯科大学卒業、東京歯科大学千葉病院に勤務。2010年に医療法人社団IC貴和会いしわだ歯科クリニックに勤務。2011年に医療法人社団仁成会コウノ歯科医院の院長に就任。2014年に医療法人社団佑健会の理事長に就任。2016年に KT歯科・矯正歯科開院。2017年にフリージア歯科クリニック開院、ならしのコウノ歯科・矯正歯科開院、USデンタルクリニック松戸開院、板橋歯科・矯正歯科開院。2018年にわらびフリージア歯科クリニック開院、柏KT矯正歯科開院。2019年に新宿KT歯科・矯正歯科開院、花みずき歯科江坂開院、津田沼前原コウノ歯科・矯正歯科開院、柏KT歯科開院。2020年に花みずき歯科開院、花みずき歯科問屋町開院、七里KT歯科・矯正歯科開院、春日部KT歯科開院、武蔵小山KT矯正歯科開院、戸越銀座KT矯正歯科開院、技工所（デンタルスタジオ和）合併、技工所（クラフトゼロ）合併、モアナ歯科クリニック東川口医院合併、モアナ歯科クリニック東長崎医院合併、モアナ歯科クリニック竹ノ塚医院合併、モアナ歯科クリニック武蔵浦和医院合併、株式会社デンタスの代表取締役社長に就任。2021年に幕張ベイパーク歯科・矯正歯科・小児歯科開院、幕張ベイパーク耳鼻咽喉科開院。
現在までに25医院を開業し、分院展開している。専門医、技工士、歯科衛生士、スタッフと連携を取るチーム医療を強みとし、患者にとって最善・最適な治療をするため日々、研鑽している。

本書についての
ご意見・ご感想はコチラ

# 歯科医院革命
## ～大廃業時代の勝ち残り戦略～

2021年4月26日　第1刷発行

著　者　　河野恭佑
発行人　　久保田貴幸

発行元　　株式会社 幻冬舎メディアコンサルティング
〒151-0051　東京都渋谷区千駄ヶ谷4-9-7
電話　03-5411-6440（編集）

発売元　　株式会社 幻冬舎
〒151-0051　東京都渋谷区千駄ヶ谷4-9-7
電話　03-5411-6222（営業）

印刷・製本　瞬報社写真印刷株式会社
装　丁　　佐々木梨佳

検印廃止

Printed in Japan
ISBN 978-4-344-93102-2 C0034
幻冬舎メディアコンサルティングＨＰ
http://www.gentosha-mc.com/